W0260159

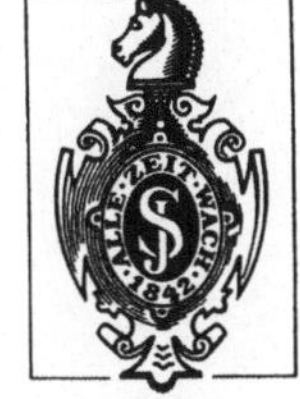
ALLE ZEIT WACH
1842

M. Tenholt A. Güney

Ambulantes Blutdruckmonitoring

Mit 29 Abbildungen und 8 Tabellen

Springer-Verlag
Berlin Heidelberg New York
London Paris Tokyo
Hong Kong Barcelona
Budapest

Dr. med. Michael Tenholt
Prosper-Hospital, Mühlenstraße 27
4350 Recklinghausen

Dr. med. Ali Güney
Zaunbusch 38, 5600 Wuppertal 11

ISBN-13:978-3-642-77837-7 e-ISBN-13:978-3-642-77836-0
DOI: 10.1007/978-3-642-77836-0

Die Deutsche Bibliothek – Einheitsaufnahme
Ambulantes Blutdruckmonitoring / M. Tenholt, A. Güney.–
Berlin; Heidelberg; New York; London; Paris; Tokyo; Hong Kong;
Barcelona; Budapest: Springer, 1993
ISBN-13:978-3-642-77837-7
NE: Tenholt, Michael

Softcover reprint of the hardcover 1st edition 1993

Satz: Mitterweger Werksatz, Plankstadt

19/3130-5 4 3 2 1 0 – Gedruckt auf säurefreiem Papier

Vorwort

1980 waren in der Bundesrepublik Deutschland über 50% der Todesfälle Folge einer kardiovaskulären Erkrankung. Die Anzahl der Todesfälle aus kardiovaskulärem Grund stieg stetig an. In den Vereinigten Staaten konnte durch gezielte Präventionsmaßnahmen eine Umkehr dieses Trends erreicht werden. In den europäischen Ländern steht ein durchgreifender Erfolg der Präventivmedizin noch aus. Damit spielen hier die kardiovaskulären Erkrankungen die führende Rolle bei den Todesursachen.

Das Bluthochdruckleiden stellt in der Gesamtgruppe der kardiovaskulären Erkrankungen den bedeutsamsten Risikofaktor dar. Die arterielle Hypertonie zieht ihre epidemiologische Bedeutung aus den zum Tode führenden Organmanifestationen. Diese sind die hypertensive Enzephalopathie, die hypertensive Herzerkrankung und die hypertensive Nephropathie.

Eine frühe Diagnose der arteriellen Hypertonie und die therapeutische Beeinflussung des Bluthochdrucks hat bei Vermeidung der Organkomplikationen eine wesentliche präventive Bedeutung. Das ambulante Blutdruckmonitoring (ABDM) stellt ein neues diagnostisches Prinzip dar. Seit den frühen 60er Jahren werden tragbare, nichtinvasiv arbeitende Blutdruckmeßsysteme eingesetzt, um über einen längeren Zeitraum eine Blutdruckregistrierung vorzunehmen. Die ersten zuverlässig arbeitenden Geräte waren halbautomatisch und mußten zunächst von dem Patienten mittels eines Pumpballons aufgeblasen werden. Später kamen halbautomatische Blutdruckmeßsysteme zum Einsatz, die von dem Patienten nur noch zur Messung initiiert werden mußten. Die jetzt verfügbaren Geräte arbeiten vollautomatisch. Mittels eines Kompressors wird in vorgegebenen Zeitintervallen die Meßmanschette aufgepumpt. Der Manschettendruck wird abgelassen und durch auskultatorische oder oszillatorische Methoden die Blutdruckerfassung und Registrierung vorgenommen. Die eingesetzten Geräte haben ihre Zuverlässigkeit, Validität und technische Sicherheit in der Zwischenzeit unter Beweis gestellt und einen gesicherten Platz in der Diagnostik der arteriellen Hypertonie und der Therapieüberwachung erobert.

Durch das ABDM sind neue Kenntnisse in der Hypertonologie gewonnen worden. Dieses Buch beschäftigt sich mit den Besonderheiten des ABDM in Fragen der allgemeinen Hypertonologie und mit den speziellen Anwendungsmöglichkeiten.

Recklinghausen und Bochum, im Dezember 1992

M. Tenholt
A. Güney

Inhaltsverzeichnis

Allgemeiner Teil

Spezieller Teil

Allgemeiner Teil

1. Epidemiologie

Epidemiologische Langzeitstudien belegen einen hochsignifikanten Zusammenhang zwischen Blutdruckhöhe und kardiovaskulärer Morbidität und Mortalität. Die Mortalität basiert auf zerebrovaskulären oder koronaren Ereignissen bzw. auf renovaskulären oder renoparenchymatösen Erkrankungen. In der Bundesrepublik Deutschland haben sich die Erkrankungen des Herz-Kreislauf-Systems in der Zeit nach dem 2. Weltkrieg zur führenden Todesursache entwickelt.

Häufigkeit des Bluthochdrucks und seiner kardialen Manifestationen in der Bundesrepublik Deutschland (alte Bundesländer):

Einwohner	~60 Mio.
Hypertoniker	≳ 9 Mio.
– bekannt	≧ 6 Mio.
– Dunkelziffer	~ 3 Mio.
Herzbeteiligung bei Bluthochdruck	
– Herzinsuffizienz, koronare Herzkrankheit	~50% aller Hypertoniker
– hypertensive Hypertrophie	≳75% aller Hypertoniker
Gesamtletalität an Bluthochdruck (1984)	~25%

Der Bluthochdruck ist der wichtigste Risikofaktor für das Schlaganfalleiden und neben der Hypercholesterinämie und dem Rauchen ein Risikofaktor 1. Ordnung für die Arteriosklerose der epikardialen Herzkranzgefäße (KHK) und der arteriellen Verschlußkrankheit (Abb. 1.1) Bezüglich der Mortalität aus kardialer Ursache steht die linksventrikuläre Dekompensation bei hypertensiver Herzerkrankung vor den koronaren Ereignissen. 80% der Patienten mit Linksherzhypertrophie sterben an einem kardialen Ereignis. Andererseits haben Patienten, die an einem Linksherzversagen sterben, in bis zu 80% der Fälle eine linksventrikuläre Hypertrophie. Aus amerikanischen Lebensversicherungsstatistiken ist bekannt, daß eine Proportionalität des Mortalitätsrisikos zur Blutdruckhöhe besteht. So hat nach Ergebnissen der Build and Blood Pressure Study ein 45jähriger Mann mit einem Blutdruck von 120/80 mm Hg eine Lebenserwartung von 32 Jahren, während ein gleichaltriger Mann mit Blutdruckwerten von 150/100 mm Hg eine um 11,5 Jahre verkürzte Lebenserwartung hat. Das Risiko, an kardiovaskulären Erkrankungen zu sterben, steigt ohne einen unteren Schwellenwert kontinuierlich mit der Höhe des Blutdrucks an.

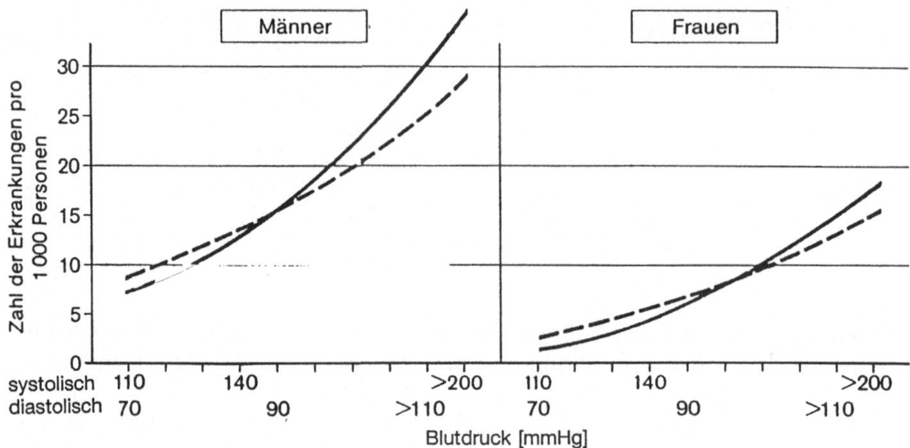

Abb. 1.1. Inzidenz der koronaren Herzkrankheit in Relation zum systolischen (——) bzw. diastolischen (----) Blutdruck bei Männern und Frauen im Alter von 45–75 Jahren. (Nach Kannel 1979)

Besonders hoch ist der Risikoanstieg nach Eintreten einer Herzinsuffizienz bei hypertensiver Herzerkrankung.

Der Anteil der Hypertoniker an der Weltbevölkerung liegt bei Berücksichtigung der WHO-Definition der Hypertonie (systolischer Blutdruck >160 mmHg und/oder diastolischer Blutdruck >95 mmHg) bei 8–18%. Für die Bundesrepublik Deutschland liegt die Prävalenz des Bluthochdrucks nach der WHO bei 12–15%. Eine geographische Abhängigkeit der Prävalenz des Bluthochdrucks konnte nachgewiesen werden. So findet sich ein Nord-Süd-Gefälle mit der höchsten Anzahl der Hypertoniker in Finnland und der niedrigsten Prävalenz in Griechenland (Ganten 1988, 7-Länder-Studien in Europa; Keys 1966, aus Ganten et al. 1988).

Nach der Münchner Blutdruckstudie I (Keil 1982) zeigte sich eine Prävalenz der arteriellen Hypertonie bei Männern von 17,7% und bei Frauen von 10,7%. Unter Einbeziehung auch derjenigen Patienten, bei denen ein hoher Blutdruck bekannt ist, die aber eine effektive antihypertensive Therapie erhalten, und

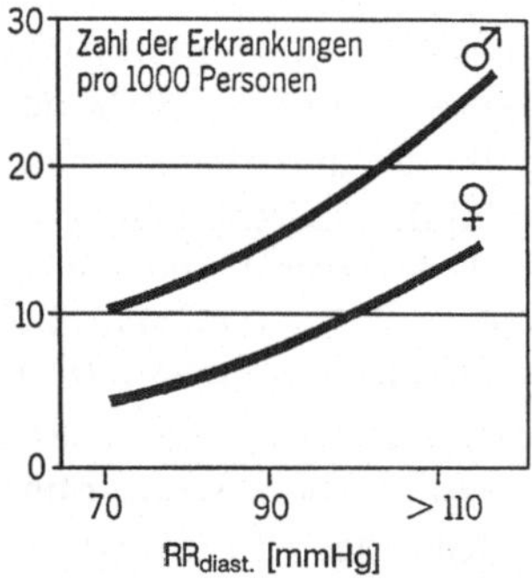

Abb. 1.2. Kontinuierlicher Anstieg des kardiovaskulären Risikos in Abhängigkeit vom diastolischen Blutdruck

deren Blutdruck daher nicht als erhöht bestimmt wurde, beträgt die Prävalenz der arteriellen Hypertonie bei Männern 22,7% und bei Frauen 18,5%. Von den Männern mit arterieller Hypertonie wußten 62% von ihrer Krankheit, während dieser Anteil bei den Frauen 82% betrug. Da in der Münchener Blutdruckstudie eine nicht ausreichende Behandlung aller Patienten mit arterieller Hypertonie gefunden wurde, initiierten Keil et al. das Münchener Blutdruckprogramm. Auch war trotz hoher Arztdichte in München eine noch unzureichende Versorgung der Patienten mit arterieller Hypertonie erkenntlich. Neben den Daten der Prävalenz der arteriellen Hypertonie zeigte die Münchener Blutdruckstudie auch, daß ein Großteil der Patienten entweder nichts von ihrer Erkrankung wußten und nicht behandelt, oder nicht ausreichend behandelt worden waren (Abb. 1.3).

Das MONICA-Projekt (Multinational Monitoring of Trents and Determinants in Cardiovascular Disease) der WHO hat zum Ziel, die Veränderungen der Herz-Kreislauf-Mortalität und -Morbidität unter Therapie zu prüfen. In dieser Studie wurde deutlich, daß das Hinzutreten weiterer Risikofaktoren von entscheidender Bedeutung ist. Treten zusätzlich zur Hypertonie weitere Risikofaktoren auf, erhöht sich das Morbiditätsrisiko erheblich. Diese als „Aggregationsphänomen“ bekannte Tatsache zeigt, daß mit Hinzukommen von

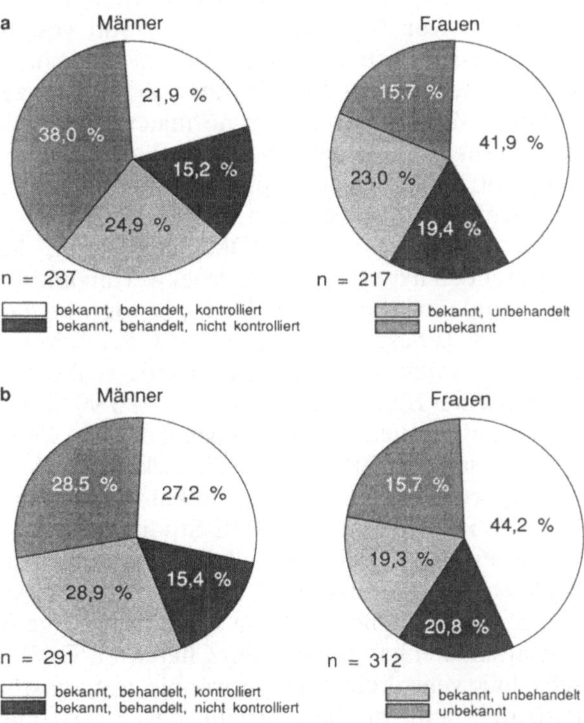

Abb. 1.3a, b. Bekanntheitsgrad und Behandlungshäufigkeit des Bluthochdruckleidens. **a** Münchener Blutdruckstudie, **b** Lübecker Blutdruckstudie (30- bis 69jährige)

weiteren Risikofaktoren, wie Hypercholesterinämie oder Rauchen, das Risiko, an einem arteriosklerotisch verursachtem Organereignis zu erkranken, überadditiv steigt. So hatten 64% aller Herzinfarktpatienten erhöhte Werte der 3 Risikofaktoren Zigarettenrauchen, Bluthochdruck und Gesamtcholesterinkonzentration im Blut (attributales Risiko).

Auch die große Bedeutung der Erbanlage für die Blutdruckhöhe wird nicht bezweifelt. Keil weist aber darauf hin, daß auch bei genetisch prädisponierten Individuen die Entstehung eines Hypertonus durch präventivmedizinische Maßnahmen, insbesondere Gewichtsreduktion, verhindert werden kann (Keil 1985).

In den Gesellschaften mit niedrigem Kochsalzverbrauch ist die Prävalenz der arteriellen Hypertonie niedrig. Es gibt jedoch keinen eindeutigen Beweis, daß die Reduktion der Kochsalzeinnahme die Entwicklung von Bluthochdruck bei normalen gesunden Menschen verhindern kann (van Italee 1982).

Auch Alkohol hat eine Bedeutung für die Ausbildung einer diastolischen Hypertonie, wie in der Münchener Blutdruckstudie und in der MONICA-Untersuchung gezeigt werden konnte (Keil 1991).

Für die kardiovaskuläre Mortalität ist der systolische Blutdruck der bessere Prädiktor, während der diastolische Blutdruck den besseren Prädikator für die kardiovaskuläre bzw. koronare Morbidität darstellt. Das diagnostische Dilemma wird an folgenden Zahlen deutlich:

Für die Diagnose einer linksventrikulären Hypertrophie hat das EKG eine Sensitivität von 65% und eine Spezifität von 10%. Die Echokardiographie erkennt zwar eine konzentrische linksventrikuläre Hypertrophie. Geht die konzentrische Hypertrophie aber in eine exzentrische Hypertrophie über (erhöhte Muskelmassen trotz normaler Wanddicken), wird die Echokardiographie dieses Stadium nicht erfassen. Radiologisch läßt sich nur eine exzentrische linksventrikuläre Hypertrophie und ggf. die daraus resultierende linksventrikuläre Funktionsstörung erkennen.

Die Bedeutung des ABDM liegt darin, Patienten mit intermittierend auftretenden hypertonen Blutdruckwerten und Patienten mit milder arterieller Hypertonie zu erkennen. Milde Hypertonie liegt dann vor, wenn der diastolische Blutdruck (Phase 5 der Korotkoff-Geräusche) zwischen 90 und 104 mmHg liegt. Die milde arterielle Hypertonie schließt die Borderlinehypertonie mit diastolischen Blutdruckwerten zwischen 90 und 94 mmHg ein. Großangelegte Hypertoniestudien haben gezeigt, daß diese Patienten, auch wenn sie älter als 50 Jahre sind, ein erhöhtes kardiovaskuläres Mortalitätsrisiko haben und durch antihypertensive Behandlung die kardiovaskuläre Prognose verbessert werden kann (WHO/ISH und EWPHE-Studie).

Die Prognose der arteriellen Hypertonie ist abhängig von bestehenden Schäden und damit sowohl von der frühzeitigen Therapie als auch von der frühzeitigen Diagnosestellung. Eine frühzeitige Behandlung vor Auftreten von Organschäden hat präventiven Charakter. Es fällt gelegentlich eine konzentrische linksventrikuläre Hypertrophie mit diastolischer Funktionsstörung bei Patienten auf, die im Verlauf der Erkrankung erst später hypertensive Blutdruckwerte entwickeln. So kann die Organbeteiligung in einzelnen Fällen den manifest erhöhten Blutdruckwerten vorausgehen.

Durch das ABDM werden sowohl Bluthochdruckkranke mit normalen Blutdruckwerten bei Gelegenheitsmessungen frühzeitig als Hypertoniker erkannt, als auch Menschen mit hypertonen Gelegenheitsblutdruckwerten als Normotoniker identifiziert.

Die Bedeutung der ABDM ist aufgrund der oben aufgeführten epidemiologischen Daten in der Früherkennung der Erkrankung evident.

2. Große Hypertoniestudien

Es existiert eine große Anzahl von Hypertoniestudien, die die Frage prüfen, inwieweit die Morbidität und Mortalität durch Intervention beeinflußt werden können. Diese Studien zeigen im wesentlichen eine deutliche Verbesserung der zerebrovaskulären Morbidität und Mortalität, jedoch nur eine mäßige Beeinflussung der kardialen Morbidität. Dies ist insofern von besonderer Bedeutung, da 80 % aller Patienten mit Hypertonie an den Folgen ihrer kardialen Erkrankung versterben. Ein Großteil der Studien orientiert sich an der diastolischen Blutdruckhöhe und wurde in erster Linie bei männlichen Patienten, die jünger als 60 Jahre alt waren, durchgeführt. Die meisten Studien prüften neben allgemeinen Maßnahmen, wie Gewichtsreduktion und Reduktion anderer kardiovaskulärer Risikofaktoren, die Therapie mit β-Blockern und Diuretika. Es existieren auch einzelne Studien, die die Medikation mit Vasodilatanzien, z. B. vom Hydralazintyp, in ihre Fragestellung einbezogen.

Die Veterans Administration Studies (VA) wurden an 523 Männern durchgeführt, die einen diastolischen Blutdruck von 90–129 mm Hg aufwiesen. Hinsichtlich der kardialen Mortalität wurde nur eine tendenzielle positive Beeinflussung registriert, die kardiale Morbidität wurde nicht effektiv positiv beeinflußt. Alter, Beschaffenheit der Herzkranzgefäße, aber vor allen Dingen die Höhe des Blutdrucks bei Studienbeginn erhöhten das Risiko von Komplikationen während der Behandlung. Daraus wurde der Schluß gezogen, daß v. a. Patienten mit einer milden symptomfreien Hypertonie nur einen zweifelhaften Nutzen von einer Bluthochdrucktherapie hätten (Abb. 2.1).

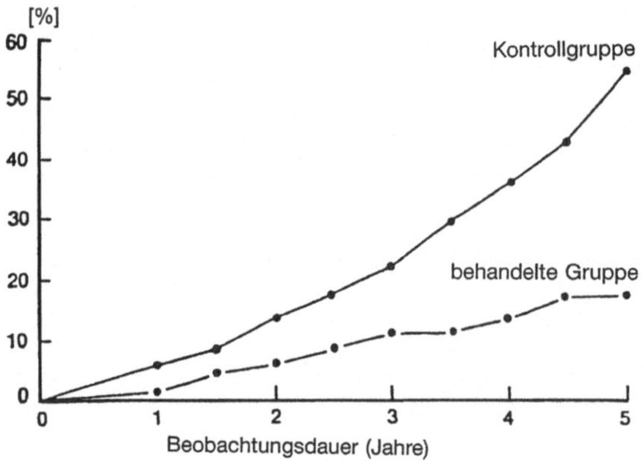

Abb. 2.1. Häufigkeit kardiovaskulärer Komplikationen bei leichter und mittelschwerer Hypertonie (WHO-Definition) bei kontrolliert behandelten und unbehandelten Hypertonikern. (Nach Bock 1981)

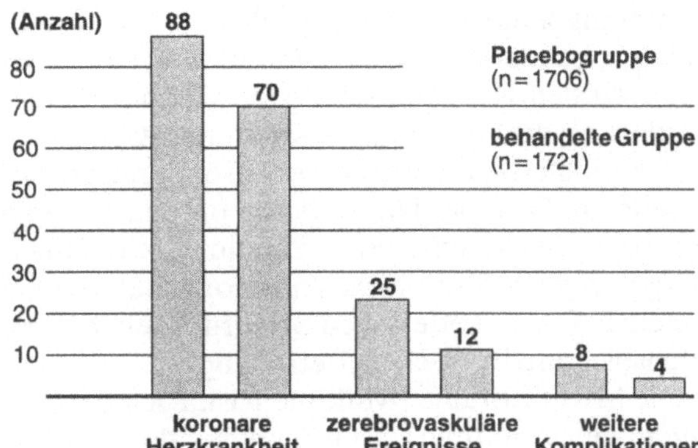

Abb. 2.2. Häufigkeit kardiovaskulärer Komplikationen im Rahmen der Australian National Blood Pressure-Studie. (Aus: Lancet 1980: 1264)

Die Oslo-Studie zeigte, daß die zerebrovaskulären Komplikationen in der Therapiegruppe deutlich abnahmen, jedoch die kardiale Mortalität eine deutliche Verschlechterung erfuhr. Deswegen wird die Oslo-Studie häufig zitiert, um zu zeigen, daß unter hochdosierter Thiaziddiuretika-Monotherapie die letalen koronaren Ereignisse zunehmen.

Die Australian National Blood Pressure Study zeigt, daß die Gesamtmortalität unter antihypertensiver Therapie mit Diuretika, bei Therapieresistenz durch zusätzliche Behandlung mit peripheren Vasodilatatoren oder β-Blockern, eine deutliche Reduktion der zerebrovaskulären Komplikationen erfährt (Abb. 2.2). Auch konnte eine positive Beeinflussung der kardiovaskulären Mortalität nachgewiesen werden. Die Gesamtzahl der KHK-Fälle zwischen den beiden Gruppen war jedoch nicht signifikant unterschiedlich. Die Ergebnisse dieser Studie sprechen dafür, daß unter Diuretikatherapie, die blutdruckeffektiv ist, der arteriosklerotische Gefäßprozeß nicht beeinflußt wird. Im wesentlichen wurde gezeigt, daß die Beeinflussung anderer kardiovaskulärer Risikofaktoren die kardiovaskulären Komplikationen reduziert.

Im Hypertension Detection and Follow-up Program (HDFP) wurden folgende Fragen untersucht (Abb. 2.3): Senkt die systematische Behandlung der arteriellen Hypertonie die Mortalität aller Hypertoniker im Erwachsenenalter, wie ist die Compliance der Hypertoniker zu bewerten, gibt es Unterschiede zwischen Patienten mit milder oder schwerer Hypertonie, gibt es Vorteilsdifferenzen bezüglich Geschlecht, Alter und Rasse, gibt es spezielle Aspekte bezüglich der Morbidität und Mortalität der KHK? Der Beobachtungszeitraum betrug 5 Jahre, die Behandlung basierte auf Diuretika und wurde täglich mit

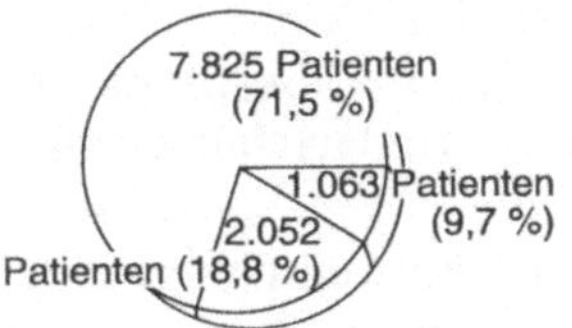

Abb. 2.3. Gruppenzuordnung nach diastolischem Blutdruck zum Schweregrad (WHO-Definition) im Rahmen der HDFP-Untersuchung (Hypertension Detection and Follow-up Project)

25–100 mg Chlorthalidon eingeleitet. Die Kombination mit Triamteren oder anderen kaliumsparenden Diuretika war möglich. War diese Therapie ineffizient, wurden Reserpin oder Methyldopa hinzugenommen. Als dritter Schritt wurden Hydralazin und desweiteren Guanethidin hinzugenommen. Diese Medikation erhielt neben einer besonderen ärztlichen Betreuung die spezifisch behandelte Gruppe. Unter diesen optimalen Bedingungen wurde ein präventiver Effekt der intensiven Behandlung hinsichtlich der koronaren Herzerkrankung bezüglich Morbidität und Mortalität gefunden. Dieses Ergebnis ist nicht nur ein Erfolg der effektiven Blutdruckbehandlung, sondern auch ein Erfolg der intensiven medizinischen Betreuung.

Die MRFIT-Studie (Multiple Risk Factor Intervention Trial) untersuchte, ob durch eine multiple Beeinflussung der Risikofaktoren bei Männern eine niedrigere kardiovaskuläre Mortalität ereichbar war. Die großangelegte Studie wurde zu einem Fiasko.

Es wurde eine Gruppe mit einer üblichen Behandlung von einer mit spezieller Behandlung unterschieden. Die Gruppe mit spezieller Therapie erfuhr eine konsequente Blutdrucksenkung. Der Vergleich der beiden Gruppen zeigte bei der späteren Auswertung hinsichtlich der Hauptvariablen „koronarer Herztod" keinen Unterschied in dem 6jährigen Nachbeobachtungszeitraum. Die wahrscheinlichste Ursache für das Mißlingen der Studie dürfte in der Konzeption liegen. Beide Patientengruppen wurden über ihr Risikoprofil aufgeklärt, was dazu führte, daß auch die nicht in der Blutdrucktherapie eingeschlossenen Patienten ihre anderen kardiovaskulären Risikofaktoren reduzierten oder ausschalteten.

Die EWPHE-Studie 1985 (European Working Party on High Blood Pressure in the Elderly) befaßte sich mit der Frage, ob die blutdrucksenkende Therapie bei älteren Personen von prognostischer Bedeutung ist. Ziel der Studie war es, herauszufinden, ob eine auf Diuretika basierende antihypertensive Therapie eine mindestens 40%ige Senkung der zerebrovaskulären Morbidität erreichen konnte. Es wurden Patienten im Alter von 60 Jahren und älter mit einem Blutdruck von systolisch 160–239 mmHg und diastolisch von 90–119 mmHg untersucht. Die EWPHE-Studie ist die bis jetzt einzige bekannte Studie, die die Frage nach dem Effekt einer blutdrucksenkenden Therapie aus prognostischer Sicht für ältere Patienten beantwortet. Die Nachbeobachtungszeit betrug 8 Jahre. Wie in den vorgenannten Studien wird in der EWPHE-Studie das Ergebnis erhalten, daß die auf Diuretika basierende Behandlung von Hypertonikern das Ereignis Herzinfarkt mit tödlichem Ausgang reduziert, aber nicht die Gesamtzahl der neu aufgetretenen Herzinfarkte. Von diesem Ergebnis profitieren auch Patienten, die älter als 60 Jahre sind, und sie haben damit durch die diuretische Behandlungsmethode einen Vorteil bezüglich der zerebrovaskulären Morbidität und Mortalität und auch der koronaren Mortalität. Die EWPHE-Studie wurde mit einem Kombinationspräparat aus Triamteren und Hydrochlorothiazid durchgeführt; im Bedarfsfall wurde zusätzlich Methyldopa verabreicht.

Mit der Frage der Therapienotwendigkeit und des zu erwartenden prognostischen Erfolgs bei Patienten mit milder arterieller Hypertonie (diastolischer Blutdruck 95–104 mmHg) beschäftigt sich die MRC-Studie (Medical Research

Council Trial). In dieser Studie wurden die Behandlungsgruppe (β-Blocker oder kaliumsparende Thiazid-Kombination) gegen Placebo geprüft. Es zeigt sich eine deutliche Reduzierung des Schlaganfallrisikos (31%), des Koronarrisikos (44%) sowie aller kardiovaskulären Risiken (35%) in der Diuretikagruppe. Die β-Blocker-Gruppe zeigte keine signifikanten Veränderungen dieser Kenngrößen. Die Reduktion des Schlaganfallrisikos wurde hauptsächlich an Patienten beobachtet, die Diuretika nahmen und Nichtraucher waren.

Das wichtigste Ergebnis dieser Studie ist, daß eine aktive Behandlung der Hypertonie die Inzidenz des Schlaganfalles auch bei Patienten mit milder arterieller Hypertonie beeinflußt. Die aktive Therapie hatte keinen sicheren Effekt auf die koronare Herzerkrankung, und sie hatte auch bezüglich der koronaren Ereignisse keinen Mortalitätsprofit. Die Gesamtmortalität war in der Behandlungsgruppe reduziert.

Die HAPPHY-Studie (Heart Attac Primary Prevention Hypertension) ist die 3. große Studie, welche der Frage nachgeht, ob der β-Blockertherapie ein zusätzlicher prognostischer Nutzen über die blutdrucksenkende Wirkung hinaus zugeschrieben werden kann. Auch in dieser Studie konnte man nicht nachweisen, daß β-Blocker einen größeren kardioprotektiven Effekt bei arterieller Hypertonie haben als Diuretika. Diese Ergebnisse zeigen, daß bei Hypertonikern mit koronarer Herzerkrankung die β-Blockertherapie keinen zusätzlich kardioprotektiven Effekt hat, wie er für Patienten mit akutem Myokardinfarkt mehrfach belegt wurde. Es fand sich, daß unabhängig vom Therapiekonzept, Diuretika oder β-Blocker, von der Form der Behandlung kein zusätzlicher prognostischer Vorteil zu erwarten ist. Auch andere Studien belegen im Prinzip die Erkenntnis, daß die Behandlung der arteriellen Hypertonie in allen Schweregraden auch bei älteren Patienten einen unbestrittenen prognostischen Nutzen bezüglich der zerebrovaskulären Ereignisse hat. Bezüglich der koronaren Ereignisse wird im Studienüberblick der koronare Herztod beeinflußt, die koronare Morbidität aber eher nicht. Ursache für dieses Ergebnis ist, daß die antihypertensive Therapie nur einen teilweisen und möglicherweise mittelbaren Effekt auf die Arteriosklerose der epikardialen Herzkranzgefäße hat.

Alle großen Therapiestudien basieren auf der Diagnose der arteriellen Hypertonie mittels konventioneller Meßtechnik. Die großen epidemiologischen Untersuchungen mit Therapieüberwachung mittels ABDM stehen noch aus. Insofern fehlt der Beweis über die Bedeutung des ABDM für den prognostischen Nutzen der Therpieüberwachung anhand großer epidemiologischer Studien. Da aber in vielen placebokontrollierten Untersuchungen ein bedeutsamer Anteil der Patienten in der Placebogruppe ebenfalls einen Therapieerfolg vorweisen konnte und dieser Erfolg mit größter Wahrscheinlichkeit durch „falsch-hohe“ Blutdruckwerte bei den Blutdruckmessungen in der Praxis oder in der Ambulanz während der Randomisierung erklärbar ist, muß die Validität der sporadischen Blutdruckmessungen bezweifelt werden.

Die Therapiestudien mit Therapiekontrollen mittels ABDM werden aufzeigen, welche Bedeutung die medikamentöse Beeinflussung des Blutdrucks im Tagesquerschnitt hat und welche Bedeutung der Blutdruckvariabilität in der Ruhe und unter Belastung zukommt. Mit größter Wahrscheinlichkeit werden durch diese Untersuchungen überraschende Erkenntnisse auf uns zukommen, da ja von der Ergometrie der Hypertoniker bekannt ist, daß hier eine Patientengruppe detektierbar ist, die durch eine hohe Reagibilität und Variabilität des Blutdruckes auffällt und die eine eindeutig schlechtere Prognose aufweist.

3. Blutdruckregulation

Der Blutdruck stellt eine der variabelsten physiologischen Meßgrößen dar. Der arterielle Blutdruck zeigt in Abhängigkeit von neurohumoralen Regulationsmechanismen bei einzelnen Patienten ausgeprägte tageszeitliche Schwankungen bis zu 40% (Conway 1984). Diese Besonderheit hat die WHO und die Hochdruckliga veranlaßt, ganz konkrete Kriterien für die Diagnose der arteriellen Hypertonie zu formulieren. So liegt ein Bluthochdruckleiden erst vor, wenn folgende Regeln der Blutdruckmessung eingehalten werden:

1) Anlegen einer 12,5 cm breiten und 24–36 cm langen Blutdruckmanschette an den Oberarm, ca. 2,5 cm oberhalb der Ellbeuge;
2) Ellbogenende = Herzhöhe;
3) Auskultation der A. brachialis;
4) Vermeidung von Abschnüren der Kleidung oberhalb der Manschette;
5) Manschette unter Tasten des Radialispulses 30 mmHg über dem Verschwinden des Radialispulses aufpumpen und danach 2–3 mmHg/sec ablassen; Phase-I-Korotkoff-Geräusch: systolischer Blutdruck, Phase-V-Korotkoff-Geräusch: diastolischer Blutdruck (Ausnahme Schwangere, Geräusche bei <40 mmHg);
6) Messungen des Blutdrucks stets im Sitzen oder Liegen und im Stehen;
7) wenigstens einmal an beiden Armen messen;
8) Folgemessungen stets am gleichen Arm (an dem der höhere Druck gemessen wurde);
9) So oft wie möglich sollte bei jeder Arztkonsultation der Blutdruck gemessen werden, und zwar sowohl zu Beginn als auch am Ende der Untersuchung.
10) Es sollten mindestens 3 Messungen an 2 verschiedenen Tagen erfolgen (Deutsche Liga zur Bekämpfung des hohen Blutdruckes e. V. 1992).

Der Blutdruck wird durch ein kompliziertes Meß- und Regelsystem „eingestellt“ bzw. durch das Herzzeitvolumen und den gesamten peripheren Strömungswidersand bestimmt (Siegenthaler 1973; Abb. 3.1). So kann der Blutdruck entweder durch eine Veränderung der Herzauswurfleistung, durch eine Änderung des Gefäßtonus oder durch Änderung beider Größen verändert werden. Die Herzauswurfleistung ihrerseits ist abhängig von der kardialen Pumpfunktion und von der Größe des zirkulierenden Blutvolumens. An der Regulation dieser Faktoren sind das bulbäre Kreislaufzentrum, das Renin-Angiotensin-System, die Hypothalamus-Hypophysen-Nebennierenrinden-Achse und andere Hormonsysteme, z.B. das der Schilddrüse, sowie die

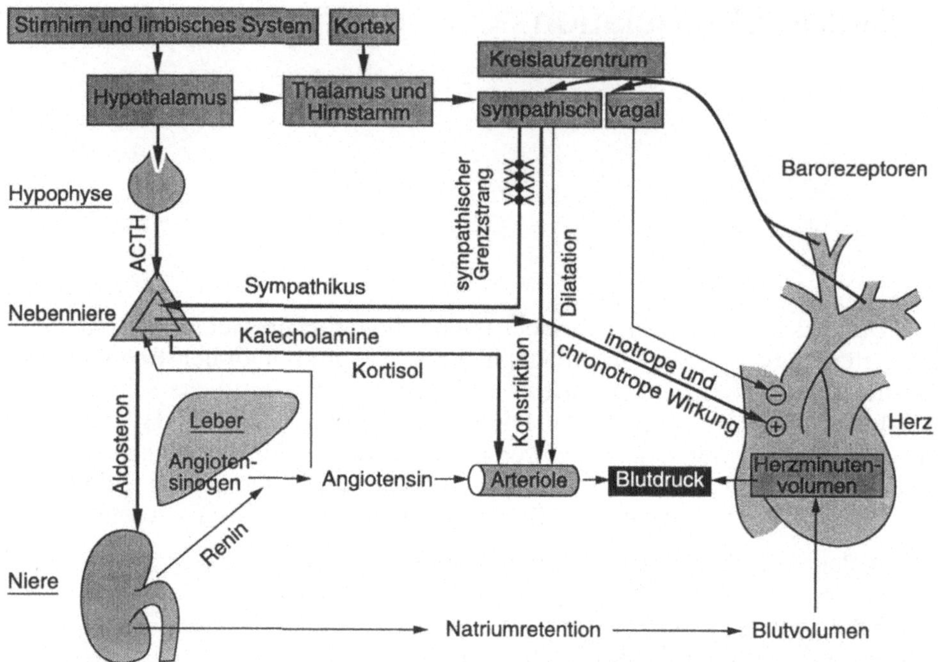

Abb. 3.1. Regulation des Blutdrucks. (Nach Siegenthaler 1973)

Elektrolyte und die peripheren Kataboliten beteiligt (Siegenthaler 1973).

Das bulbäre symphatische Kreislaufzentrum beeinflußt sowohl das Herz als auch die Peripherie der Gefäße durch die sympathische Innervation. Die parasympathische Innervation beeinflußt im wesentlichen die inotrope und chronotrope Herzfunktion. Eine für den Blutdruck ins Gewicht fallende parasympathische Gefäßinnervation besteht nicht. Das bulbäre Kreislaufzentrum wird von den Barorezeptoren des Karotissinus und des Aortenbogens beeinflußt. Neben den bulbären Vasodilatatoren wird schließlich auch ein nicht näher lokalisierbares spinales vasodepressorisches Zentrum angenommen. Durch den bulbären Sympathikusreiz wird auch das Nebennierenmark in die Kreislaufregulation eingeschlossen. Durch nervöse Impulse des Sympathikus kommt es zur Ausschüttung von Katecholaminen, die je nach ihrer Wirkung eine α- oder β-Rezeptorenwirkung haben und eine Gefäßkonstriktion bzw. -dilatation sowie eine positive inotrope und chronotrope Wirkung auf das Herz ausüben. Diese geschilderten Strukturen des bulbären Kreislaufzentrums und die untergeordneten peripheren Strukturen haben ihre wesentliche Bedeutung in der Anpassung des Kreislaufs auf akute Anforderungen und emotionale Impulse.

Diese Regulationsmechanismen bedingen, daß der Blutdruck und die Herzfrequenz wie andere hämodynamische rheologische und biochemische Veränderungen, so z. B. Viskosität, Blutgerinnungssystem, Thrombozytenaggregation, eine physiologische zirkadiane Rhythmik aufweisen. So hat die Langzeit-Blutdruckmessung invasiv und nichtinvasiv gezeigt, daß es zu einem morgendlichen schnellen Blutdruckanstieg kommt mit einem zweiten Gipfel in den frühen Abendstunden. Diese zirkadiane Rhythmik hat ihre physiologische Erklärung in der zentralen Regulation des Blutdrucks. Telemetrische und Langzeit-Blutdruckmessungen von Hochdruckkranken haben gezeigt, daß es im Laufe des Alltags während der alltäglichen Belastung zu bemerkenswerten Blutdruckanstiegen kommt.

Neben der akuten Problematik, die aus solch einem Blutdruckanstieg resultieren kann – z. B. myokardiale Belastung und myokardiale Ischämie –, steht die prognostische Bedeutung dieser Belastungshypertonie zur Diskussion (Sokolow 1982). In dieser Untersuchung konnte gezeigt werden, daß Patienten mit einem hohen Blutdruckniveau während eines gewöhnlichen Tagesablaufs im Vergleich zu Patienten mit einem niedrigen Blutdruckniveau nach 10 Jahren eine signifikant höhere Rate an kardiovaskulären Komplikationen und Ereignissen aufwiesen. So wurden in dieser Untersuchung auch Hochdruckkranke erkannt, die während des Tagesablaufs ein niedriges (z. T. normales) Blutdruckniveau hatten. Entscheidend ist, daß der Ruheblutdruck in beiden Gruppen sich nicht signifikant voneinander unterscheidet. Auffällig war, daß die Gruppe mit hohem Blutdruckniveau auch während einer ergometrischen Belastung einen inadäquat hohen Blutdruckanstieg aufwies. In einer Hypothese von Nehrem et al. (1980) wurde formuliert, daß für die Ausbildung der Arteriosklerose nicht das Blutdruckniveau, sondern die auf die Gefäßwand einwirkenden Scherkräfte und deren zeitliche Änderung die bedeutsame Rolle spielen. Somit wären die Rhythmik des Blutdrucks und die Dynamik der Veränderung des Blutflusses die entscheidenden Faktoren für die Ausbildung der bluthochdruckbedingten Arteriosklerose. Auch die Wachstumstendenz der Gefäßmedia scheint mehr vom Blutdruck unter Belastung als vom Ruheblutdruck abhängig zu sein (Franz 1983).

Den sekundären Hypertonieformen ist es eigen, daß diese beschriebene zirkadiane Rhythmik in der Regel abgeschwächt oder aufgehoben ist, während die sog. „essentielle Hypertonie“ die zirkadiane Blutdruckrhythmik, allerdings auf höherem Niveau, beibehält. Das ABDM hat eine wesentliche Bedeutung in der Diagnostik der arteriellen Hypertonie, in der Differentialdiagnose der „essentiellen Hypertonie“ und der sekundären Hypertonie sowie in der Chronopharmakologie.

4. Normalwerte des Blutdrucks

Die Statistiken der Lebensversicherungsgesellschaften in den USA zeigen, daß schon bei einem normalen Blutdruck von 130/90 mm Hg die Lebenserwartung gegenüber einem Patienten mit noch niedrigerem Blutdruck reduziert ist. Gegenüber einem Patienten mit einem Blutdruck von 130/90 mm Hg hat ein Patient mit einem Blutdruck von 150/100 mm Hg im Alter von 45 Jahren eine Verkürzung der Lebenserwartung um 10 Jahre. Es gibt keine untere Grenzlinie. Die Beziehung zwischen arteriellem Blutdruck und Letalität ist quantitativ linear: je niedriger der Blutdruck, desto besser die Prognose quoad vitam. Bei Patienten mit KHK nimmt bei einem diastolischen Blutdruck von kleiner 80 mm Hg die Inzidenz kardiovaskulärer Ereignisse zu (GPPT-Studie 1986, HAPPHY-Studie 1986).

Vor diesem Hintergrund ist die Definition und Einteilung sowie Klassifikation der arteriellen Hypertonie differenziert zu sehen:

- normal: systolisch ≤140 mm Hg, diastolisch <90 mm Hg;
  Grenzwerthypertonie: systolisch 140–159 mm Hg,
  diastolisch 90–94 mm Hg;
- milde Hypertonie: systolisch ≥160 mm Hg, diastolisch 95–104 mm Hg;
  mittelschwere Hypertonie: systolisch ≥160 mm Hg,
  diastolisch 105–114 mm Hg;
- schwere Hypertonie: systolisch ≥160 mm Hg, diastolisch ≥115 mm Hg.

WHO I: keine objektivierbaren organischen Veränderungen.

WHO II: Vorhandensein zumindest einer der folgenden Organveränderungen:
- linksventrikuläre Hypertrophie,
- generalisierte und fokale Einengung der Retinalarterien,
- Proteinurie und/oder geringfügig erhöhtes Serumkreatinin.

WHO III: Vorhandensein folgender Organveränderungen:
- Linksherzinsuffizienz,
- zerebrale Hämorrhagie,
  hypertensive Enzephalopathie,
- retinale Hämorrhagie und Exsudatbildung mit bzw. ohne Papillenödem (maligne bzw. akzelerierte Hypertonie).

Die Empfehlung der Hochdruckliga berücksichtigt zum Teil das Alter: So liegt eine isolierte systolische Hypertonie vor, wenn der systolische Blutdruck über 140 und bei über 65jährigen über 160 mm Hg bei gleichzeitig normalen diastolischen Blutdrücken liegt. Der Bluthochdruck unter Belastung gilt nicht nur als signifikanter kardiovaskulärer Risikofaktor, sondern auch als ein Vorstadium einer manifesten arteriellen Hypertonie.

Telemtrische invasive Langzeitmessungen des Blutdrucks von Hochdruckkranken zeigten, daß es im Laufe alltäglicher Belastungen zu ausgeprägten Blutdruckanstiegen kommt, die weit über das Ausmaß des Ruheblutdrucks hinausgehen. So können Blutdruckspitzen unter körperlicher Aktivität zu hypertensiven Kristen und damit zu Organbeteiligungen, zerebrovaskulären und kardialen Ereignissen führen. Das ABDM konnte zeigen, daß Patienten mit einem hohen Blutdruckniveau während eines gewöhnlichen Tagesablaufs im Vergleich zu Patienten mit einem niedrigen Blutdruckniveau nach 10 Jahren eine signifikante ($p < 0{,}001$ systolisch, $p < 0{,}01$ diastolisch) höhere Rate an kardiovaskulären Komplikationen und Ereignissen aufwiesen (Sokolow 1982).

Weitere Untersuchungen konnten zeigen, daß innerhalb der Bluthochdruckkranken 2 Patientengruppen unterschieden werden können, nämlich solche mit einem erhöhten Blutdrucktagesprofil und solche mit einem niedrigen Blutdrucktagesprofil bei hypertensiven Blutdruckwerten. Die Gruppe mit dem erhöhten Blutdrucktagesprofil hatte gleichzeitig einen stärkeren Anstieg des Blutdrucks während einer Fahrradergometrie. Die Untersuchungen zeigten, daß diese Patienten gegenüber der Vergleichsgruppe ein höheres Risiko für kardiovaskuläre, myokardiale oder zerebrovaskuläre Ereignisse hatten.

Der Blutdruck ist eine Funktion von Herzminutenvolumen und peripherem Widerstand. Aufgrund der Regulationsmechanismen nimmt der systolische Blutdruck unter Belastung zu, der mittlere arterielle Blutdruck bleibt weitgehend konstant, der diastolische Blutdruck bleibt gleich oder fällt geringgradig ab. Der periphere Widerstand nimmt unter Belastung ab. Zwischen Ergometerleistung und systolischem Blutdruck besteht eine lineare Beziehung. Die Leistungsfähigkeit beeinflußt das Verhalten des Blutdrucks nicht. Leistungssportler erreichen während großer körperlicher Belastung Blutdruckwerte von 250 mm Hg systolisch und mehr. In der Erholungsphase kehrt der Blutdruck bei Trainierten schneller zum Ausgangswert zurück als bei Untrainierten. Der Grund für das Ansteigen des systolischen Blutdrucks unter Belastung liegt in dem gesteigerten Herzzeitvolumen.

Die für die Belastung definierten Grenzwerte werden in den nachfolgenden Abbildungen angegeben.

Was sind normale 24-h-Blutdruckwerte?

Die Schwere der Bluthochdruckerkrankung und die aus dieser Erkrankung resultierenden Komplikationen korrelieren in praktisch allen Studien besser zu den ambulant erhobenen Blutdruckwerten als zu den in der Praxis ermittelten. Dies konnte gezeigt werden für die Ausbildung einer Linksherzhypertrophie (nach echokardiographischen Kriterien und nach röntgenologischen Kriterien), für die Hochdruckretinopathie und für die hypertensive Nephropathie. Eine Studie beschäftig sich mit der Frage des klinischen Verlaufs bei arterieller

Hypertonie, basierend auf ambulant erhobenen oder in der Praxis erhobenen Blutdruckmeßdaten. In dieser Untersuchung konnte eindrucksvoll gezeigt werden, daß durch die 24stündige ambulante Blutdruckmessung im Gegensatz zu der Praxismessung die Patientengruppe erkannt werden konnte, die ein hohes Risiko für das Auftreten von tödlichen oder nichttödlichen Ereignissen hatte.

Nach Einführung des nichtinvasiven vollautomatischen ambulanten Blutdruckmonitorings (ABDM) ergibt sich das Problem, Normwerte für die Einteilung des mit ABDM gemessenen Blutdrucks zu definieren.

Die von der WHO und von der Hochdruckliga anerkannten Blutdruckwerte zur Differenzierung der arteriellen Hypertonie basieren auf großen epidemiologischen Studien, bei denen die Blutdruckmessung während ärztlicher Therapie oder Diagnostik erhoben wurde. So wird ein diastolischer Blutdruck als normal akzeptiert, wenn er die Grenze von 90 mm Hg nicht überschreitet. Ein diastolischer Blutdruck zwischen 90 und 104 mm Hg wird der milden Hypertonie zugeordnet. In dieser Gruppe ist die Grenzwerthypertonie mit diastolischen Blutdruckwerten von 90–104 mm Hg eingeschlossen. Eine mittelschwere Hypertonie liegt vor, wenn ein diastolischer Blutdruck von 105–114 mm Hg in Kontrollmessungen bestätigt wird.

Nach diesen anerkannten Definitionen muß eine schwere Hypertonie angenommen werden, wenn in mehreren, zeitlich unabhängigen Messungen eine Erhöhung des diastolischen Blutdrucks über 115 mm Hg vorliegt.

Solche Daten liegen für das ABDM nicht vor. Aufgrund der vergleichenden Untersuchungen von großen Gruppen normotensiver Probanden und Hypertonikern wurden Ergebnisse ermittelt, die die Annahme zulassen, daß die obere Grenze für normale Tageswerte (7–22 Uhr) bei 135/85 mm Hg liegt.

Für die Ermittlung von Normalwerten ergibt sich das Problem, daß während eines 24-h-Intervalls, in dem normale tägliche Aktivitäten verrichtet werden, es zu außerordentlichen Blutdruckschwankungen kommt. Diese Tatsache wurde nur in wenigen Studien berücksichtigt. Der Blutdruckbereich, der bei nicht blutdruckkranken Patienten ermittelt wurde, ist tabellarisch dargestellt.

Die Arbeitsgruppe 24-h-Blutdruckmessung der Deutschen Liga zur Bekämpfung des hohen Blutdrucks e. V. hat eine Stellungnahme zur diagnostischen und therapeutischen Bedeutung der 24-h-Blutdruckmessung erarbeitet:

Diagnostische Bedeutung und Indikation des ABDM vor Therapiebeginn:

Die 24-h-Blutdruckmessung ist vor Beginn einer Therapie immer dann indiziert, wenn

1. der Verdacht auf eine *Praxishypertonie* besteht;
2. ein Mißverständnis zwischen der Höhe des Gelegenheitsblutdrucks und Organschäden besteht, z. B. wenn in der Praxis ein Gelegenheitsblutdruck von diastolisch
   - konstant ≥105 mm Hg (mittelschwere-schwere Hypertonie) *ohne* hochdruckbedingte *Organschäden* bzw.
   - zwischen 90 und 104 mm Hg (milde Hypertonie) *mit Endorganschäden* gemessen wird;

3. bei korrekter Technik die Unterschiede zwischen den Werten bei der *Selbstmessung* des Blutdrucks und bei der *Gelegenheitsmessung* in der ärztlichen Praxis systolisch 20 mm Hg und diastolisch 10 mm Hg reproduzierbar überschreiten;
4. mit *erhöhten Blutdruckwerten in der Nacht* bzw. einem *aufgehobenen zirkadianen Profil* zu rechnen ist; also bei Patienten mit
   - *sekundärer Hypertonie,* z. B. die besonders häufige renale Hypertonie, einschließlich der diabetischen Nephropathie und der renovaskulären Hypertonie bei Nierenarterienstenose und bei endokrinen Hochdruckformen (z. B. Hyperaldosteronismus, Phäochromozytom),
   - *Schwangerschaftshypertonie* und *Präeklampsie* (auch bei nur grenzwertig erhöhtem Blutdruck),
   - *Schlafapnoesyndrom, Nieren- bzw. Herztransplantation.*
5. Ein ABDM ist auch dann indiziert, wenn mit *krisenhaften Blutdrucksteigerungen* gerechnet werden muß,
6. gegebenenfalls auch bei *Hochdruckkranken im Wechselschichtdienst,* wobei die Interpretation der Blutdruckwerte während der Tag- und Nachtphasen in Abhängigkeit vom Aktivitätsgrad anhand des Patientenprotokolls erfolgen sollte.

Bedeutung und Indikation der 24-h-Blutdruckmessung (ABDM) während der Therapie:

Eine *Therapiekontrolle* durch eine 24-h-Blutdruckmessung ist insbesondere dann indiziert, wenn

1. trotz guter Compliance des Patienten und adäquater Medikation eine *unzureichende Senkung* des Gelegenheitsblutdrucks in der Praxis und bei der Selbstmessung nachweisbar ist,
2. die erfolgreiche Senkung erhöhter Blutdruckwerte in der *Nacht* belegt werden muß,
3. eine Regression von *Organschäden* auf Dauer (6–12 Monate) trotz guter Einstellung des Gelegenheitsblutdrucks fehlt,
4. *Nebenwirkungen* (z. B. Schwindel durch übermäßige Blutdrucksenkung etc.) vorhanden sind, die durch Gelegenheits- und Blutdruckselbstmessung (einschließlich der Messung im Stehen) nicht geklärt werden können.

Dieser Stellungnahme ist zu entnehmen, daß dem ABDM eine besondere Bedeutung zukommt, wenn ein diastolischer Blutdruck bei mehreren Messungen in der Praxis über 110 mm Hg festgestellt wird, ohne daß hochdruckbedingte Organschäden (WHO-Stadium 1) vorliegen, oder wenn der diastolische Blutdruck bei mehreren Messungen zwischen 90 und 110 mm Hg mit Endorganschäden gemessen wird (WHO-Stadium 2, Diskrepanz zwischen der Höhe des Gelegenheitsblutdrucks und den Organschäden). Oft sollte das ABDM durchgeführt werden, wenn Blutdruckselbstwertmessungen mit den Gelegenheitsblutdrücken in der Praxis nicht übereinstimmen, d. h. wenn systolische Differenzen von über 20 mm Hg und diastolische Differenzen von über 10 mm Hg vorliegen.

Bei den Zusammenkünften der Deutschen Liga zur Bekämpfung des hohen Blutdrucks e. V. wurden die Ergebnisse der Literatur zusammengefaßt und die obere Grenze für normale Tagesmittelwerte auf 135/85 mm Hg angesetzt.

Diese Grenze entspricht in Analogie dem oberen Gelegenheitsblutdruck in der Praxis von 140/90 mm Hg. Darüber hinaus sollte in der Nacht ein Abfall des systolischen und des diastolischen Blutdrucks der 24-h-Blutdruckmessungen um im Mittel 15% der Tageswerte erfolgen. Anhand dieser als normal angenommenen Tageswerte ließ sich erkennen, daß ca. 20–30% der Hochdruckkranken keiner medikamentösen Therapie bedürfen.

Die Variabilität des systemischen Blutdrucks und die Abhängigkeit von körperlicher Aktivität und anderen modulierenden Faktoren macht die Festlegung von kategorischen Normalwerten schwer.

Beim ABDM können zahlreiche Parameter beurteilt werden: Mittelwerte, Prozentanteil erhöhter Einzelwerte, höchste und niedrigste Einzelwerte, Variabilität und zirkadiane Rhythmik. Für die meisten dieser Parameter liegen noch keine Normgrenzen vor. Die Epidemiologiestudien basieren auf Praxisblutdruckmessungen. Diese großen Kohortenstudien liegen für das ABDM noch nicht vor. Baumgart et al. versuchten anhand von Korrelationen und Regressionsberechnungen, ambulant erhobene Meßdaten den bekannten Normen des Gelegenheitsblutdrucks zuzuordnen (Abb. 4.1 und 4.2)

Eine Konsensus-Konferenz, die zu den Problemen der nichtinvasiven ambulanten Blutdruckmessung abgehalten wurde, fand in Berlin am 2. und 3. März 1990 statt. Die Ergebnisse dieser Konferenz wurden im Dezember 1990 publiziert (Konsensus-Dokument 1990).

Es wurde festgelegt, daß die Tagzeit 15 h ± 2 h (7–22 Uhr) und die Nachtzeit 9 h ± 2 h (22–7 Uhr) andauern sollten. Diese Meßdaten sollten den systolischen und den mittleren systolischen, den diastolischen und den mittleren diastolischen Blutdruck sowie die Herzfrequenz in der Tag- und Nachtzeit erfassen:

Normale obere Blutdruckgrenzwerte ($\bar{x} \pm 2$ SD) bei 24-h-Langzeitmessung mit ABDM (nach Krönig 1990):

Tagesmittelwert (ca. 7–22 Uhr ± 2 h)	≤135/85 mm Hg;
≙ Gelegenheitsblutdruck	≤140/90 mm Hg;
Nachtmittelwert:	≈115/72 mm Hg,

- ca. 10–15% geringer als der Tagesmittelwert,
- ein Absinken um weniger als 10% bzw. ein Anstieg ist auffällig und muß weiter abgeklärt werden;

  24-h-Mittelwert (bei intaktem Schlaf-Wach-Rhythmus ≤130/80 mm Hg.

Nach den Ergebnissen der vorliegenden Studien sollte der Blutdruck nicht mehr als 135/85 mm Hg am Tage betragen. Diese Obergrenzen müssen als provisorisch angenommen werden, da bei der Erhebung ein gemischtes Probandengut, also auch unter Einschluß von Hypertonikern, untersucht wurde. Auf dieser Konsensus-Konferenz wurde aber schon formuliert, daß durch ABDM bessere Vorhersageparameter für die Ausbildung der linksventrikulären Hypertrophie gewonnen werden im Vergleich zur Gelegenheitsblutdruckmessung. Daher wird dem ABDM eine große Bedeutung zur Prognoseermittlung zugeschrieben.

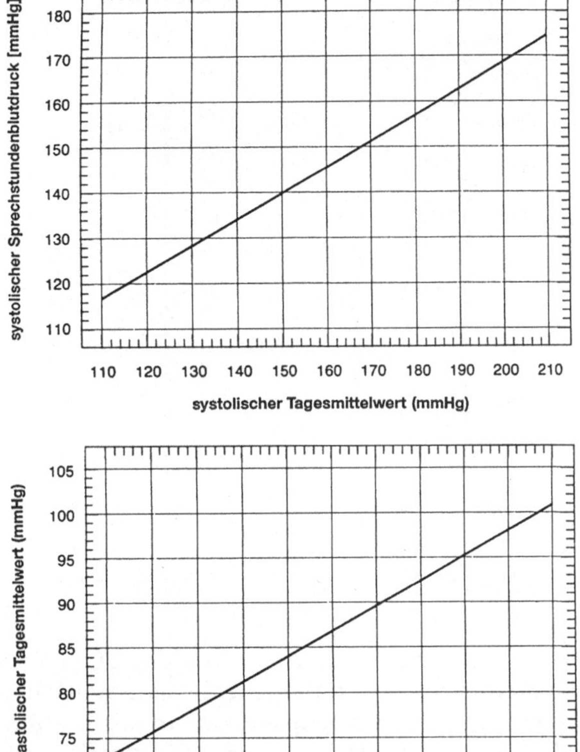

Abb. 4.1. Beziehung zwischen dem Blutdruck am Tag (ABDM) und dem Sprechstundenblutdruck. (Nach Baumgart 1990)

Das ABDM liefert mehrere Meßwerte, die differenzierte rechnerische Beurteilungen zulassen; so können Abweichungen von der festgestellten oberen Normgrenze des systolischen und diastolischen Blutdrucks in ihrer prozentualen Häufigkeit festgestellt werden; es kann der Grad der Abweichung von der oberen Normgrenze in Form des Integrals dieser Fläche bestimmt werden, es können jedoch auch Mittelwerte festgelegt werden. Der Tagesmittelwert von 135/85 mm Hg wurde erstmalig von Baumgart et al. (1990) vorgeschlagen. Diese Normwerte wurden in der Zwischenzeit von einer Konsensus-Konferenz als verbindlich übernommen (Konsensus-Dokument 1990).

Auch gilt die Häufigkeit der Abweichung von diesen oberen Normgrenzen als wesentlicher Parameter für die Einschätzung der Schwere der arteriellen Hypertonie. Nach White (1989) beginnt die milde arterielle Hypertonie bei einem Anteil der erhöht registrieren Blutdruckwerte von >140/90 mm Hg in der Wachphase.

Die Frage, ob die Mittelwerte des Blutdrucks oder die Prozentwerte der Abweichungshäufigkeit von den Normalwerten besser geeignet sind für die Diagnose der arteriellen Hypertonie, wird in einer Arbeit von Baumgart et al.

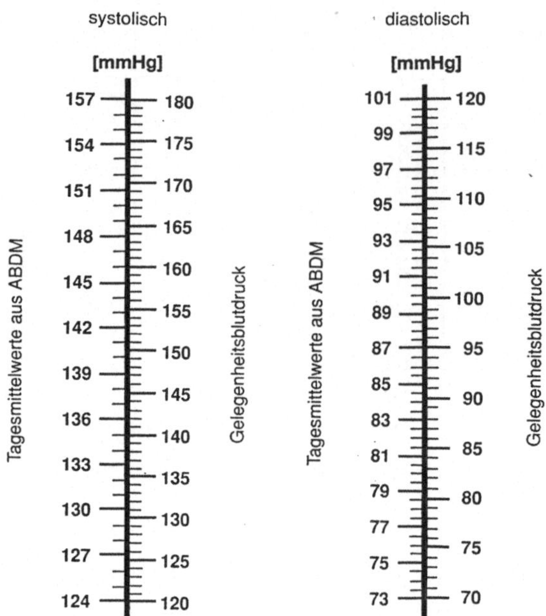

Abb. 4.2. Äquivalenzskalen von Tagesmittelwerten und Gelegenheitsblutdruck. (Nach Baumgart 1990)

(1992) behandelt. Da nicht nur die Häufigkeit der Abweichung von der definierten oberen Normgrenze, sondern auch das Maß der Abweichung eine wesentliche Bedeutung spielt, außerdem die Differenzierungsmöglichkeiten bei sehr hohem oder sehr niedrigem Blutdruck durch Prozentskalen ungenau sind und drittens die unterschiedlichen Meßintervalle tags gegenüber nachts zusätzlich die Bildung einer prozentualen Quantifizierung der Abweichung problematisch macht, schlägt Baumgart für die Beurteilung der Blutdruckhöhe durch ABDM den gewichteten Mittelwert vor.

Bedeutsam für den Bluthochdruckkranken sind nicht die erhöhten Blutdruckwerte im großen Kreislauf, sondern die sich aus der Bluthochdruckkrankheit ergebenden akuten und chronischen Komplikationen, die Zielorganschäden und die Verschlechterung der Prognose.

Zwischen den Gelegenheitsblutdrücken und den durch ABDM ermittelten Mittelwerten besteht nach Untersuchungen von Baumgart et al. eine lineare Korrelation. Hier zeigt sich, daß den Normgrenzen des Sprechstundenblutdrucks von 140/90 mmHg Tagesmittelwerte von 135/84 mmHg entsprechen. Deutlich hyperton sind Tagesmittelwerte von 146/87 mmHg, diese würden einem Gelegenheitsblutdruck von 160/95 mmHg entsprechen. Prüft man den Prozentanteil erhöhter Einzelwerte, so ergibt sich, daß zu den Gelegenheitsblutdruckmessungen keine lineare Beziehung besteht. Setzt man die obere Grenze für den normalen Gelegenheitsblutdruck bei 140/90 mmHg an, so ergibt sich an einem großen Patientengut, daß bei Patienten mit diesem Gelegenheitsblutdruck 25% der systolischen bzw. 18% der diastolischen Einzelmessungen im 24-h-Blutdruckprofil erhöht, d.h. größer als 140 bzw. 90 mmHg sind. Die prognostische Bedeutung des Prozentanteils erhöhter Einzelmessungen ist nicht bekannt. Weil eine lineare Äquivalenzbeziehung zwischen den systolischen und diastolischen Mittelwerten aus der 24-h-Blutdruckmessung und dem Sprechstundenblutdruck besteht, haben Baumgart et al. ein Tabellarium zur indirekten Zuordnung vorgeschlagen.

Das ABDM hat einen hohen prädiktiven Wert, z. B. für das Auftreten von kardiovaskulären Ereignissen. Aus vorhergehenden Untersuchungen ist bekannt, daß bei Normotonikern die Abweichung zum Praxisblutdruck geringer als bei Hypertonikern ist. Um Normwerte aus der 24-h-Blutdruckmessung zu erhalten, die direkt dem kardiovaskulären Risiko zuzuordnen sind, bedarf es noch größerer epidemiologischer Studien.

Für die zirkadiane Rhythmik ist von besonderem Interesse, daß bei sekundärer Hypertonie eine Einschränkung der tagesrhythmischen Blutdruckschwankungen beobachtet wurde. Normgrenzen für die nächtliche Blutdrucksenkung wurden bislang noch nicht definiert. Bei normotonen Probanden liegt der Blutdruck im Schlaf durchschnittlich um 13% systolisch und um 22% diastolisch unter dem Mittelwert.

Auf die prognostische Bedeutung der 24-h-Blutdruckmessung verweist auch das Arbeitspapier der Arbeitsgruppe 24-h-Blutdruckmessung der Deutschen Gesellschaft zur Bekämpfung des hohen Blutdrucks. Auf die enge positive Korrelation zur linksventrikulären Hypertrophie und anderen Endorganschäden wird verwiesen. Die Blutdruckselbstmessungen können nur eine im Vergleich zur automatischen Blutdruckmessung begrenzte Datensammlung ergeben, wobei insbesondere die nächtliche Blutdruckmessung und die Blutdruckmessung während körperlicher Aktivität nicht repräsentiert sind. Auch ist die Erfassung krisenhaft erhöhter Blutdruckwerte ohne Symptomatologie durch die 24-h-Blutdruckmessung eher möglich als durch die Selbstmessung.

5. Diagnostik der Hypertonie

Nach Festlegung der Weltgesundheitsorganisation ist die obere Grenze des normalen Blutdrucks mit systolisch 140 und diastolisch 90 mm Hg definiert. Als Grenzwerthypertonie wird ein systolischer Blutdruck zwischen 140 und 159 mm Hg und/oder ein diastolischer Blutdruck zwischen 90 und 94 mm Hg bezeichnet. Eine eindeutige Hypertonie liegt vor, wenn die systolischen Blutdruckwerte über 160 mm Hg und/oder die diastolischen Werte über 95 mm Hg liegen (WHO/ISH 1983).

90% aller Hypertonien sind primäre oder essentielle Hypertonien, womit lediglich gesagt ist, daß keine organische Ursache bei dem diagnostischen Programm gefunden wurde. Für die übrigen Hypertonien ist der Begriff sekundäre Hypertonie geprägt worden. Von den sekundären Hypertonien sind über 90% renaler Ursache (renovaskulär oder renoparenchymatös), und nur 1% aller Hypertonien hat eine andere, zumeist endokrine Genese (Phäochromozytom, Conn-Syndrom, Einnahme von Ovulationshemmern und andere Ursachen). Auch die Aortenisthmusstenose mit erhöhten Blutdruckwerten in den oberen Körperpartien wird unter dem Begriff der sekundären Hypertonie geführt. Bei zu spät behandelten Aortenisthmusstenosen kann es zu einer Verselbständigung des Hochdruckleidens kommen. Die Diagnose einer sekundären Hypertonie ist deswegen so bedeutsam, weil eine kausale Therapie in der Regel möglich ist.

Vor der Differentialdiagnose der arteriellen Hypertonie wird gefordert, daß die Bestimmung des Blutdrucks durch mindestens 3 Blutdruckmessungen an 2 verschiedenen Tagen erfolgt, um situative Blutdrucksteigerungen zu erfassen (Tabellen 5.1 bis 5.3). Die Blutdruckmessung sollte am sitzenden Patienten

Tabelle 5.1 Maßnahmen bei der körperlichen Erstuntersuchung des Hypertoniepatienten

Maßnahme	Zielfrage
Puls an Arm, Leiste, Fuß, (oder besser: vergleichende RR-Messung an beiden Armen und am Bein)	Aortenisthmusstenose?
Auskultation periumbilikal	Nierenarterienstenose?
Herzauskultation	Aortenisthmusstenose? Insuffizienzzeichen?
Wiegen	Risikofaktor Übergewicht?
Untersuchung des Habitus	M. Cushing?
Fundoskopie	Gefäß-, Netzhautschäden?

Tabelle 5.2. Laboruntersuchungen zur Basisdiagnostik bei Hypertonie

Untersuchung	Zielfrage
Serum	
– Kreatinin	Nierenerkrankung?
– Kalium	Aldosteronismus, Saluretika?
– Glukose, Cholesterin, Triglyzeride, Harnsäure	Weitere Risikofaktoren?
Urin	
– Eiweiß	Nierenerkrankung?
– Glukose	Diabetes?
– Sediment oder Teststreifen	Nierenerkrankung?

Tabelle 5.3 Weitere technische Untersuchungen zur Basisdiagnostik bei Hypertonie

Untersuchung	Zielfrage
EKG	Koronarkrankheit, Herzhypertrophie Kontraindikation gegen bestimmte Antihypertensiva
Sonographie der Nieren und Nebennieren	Nierenarterienstenose, Nierenerkrankungen, Nebennierentumoren
Falls $RR_{diast} > 105$ mm Hg: Echokardiogramm	Linksventrikuläre Hypertrophie

Tabelle 5.4. Ausmaß der Gummimanschette des Blutdruckmeßgerätes bei verschiedenen Patienten (nach Empfehlungen der Hochdruckliga)

Patient	Oberarmumfang (cm)	Gummiteil der Manschette Breite · Länge (cm)[a]
Kleinkind		5 · 8
Kind		8 · 13
Erwachsener	Unter 33	12–13 · 24
	33–41	15 · 30
	Über 41	18 · 36

[a] Die angegebenen Längen sind Mindestmaße.

nach 5 min Ruhe erfolgen; bei der ersten Untersuchung sollte an beiden Armen die Blutdruckmessung vorgenommen werden. Tabelle 5.4 zeigt die Dimensionen der zu verwendenden Gummimanschette. Finden sich Seitendifferenzen von mehr als 20 mm Hg systolisch und 15 mm Hg diastolisch (nur diese Differenz ist als pathologisch anzunehmen), sollten spätere Kontrollen immer auf der Seite des höheren Blutdrucks erfolgen (Empfehlungen der Hochdruckliga 1992).

Obwohl das Bluthochdruckleiden erst relativ spät Symptome verursacht, ist die Erhebung der Anamnese häufig von hohem diagnostischem Wert. Das weitere differentialdiagnostische Untersuchungsprogramm ist auch an den möglichen Konsequenzen auszurichten. Die Hochdruckliga hat zuletzt in der Novellierung 1991 ihre Empfehlungen zur Diagnostik der Hypertonie herausgegeben. Dieses Programm berücksichtigt auch die weiteren kardiovaskulären Risikofaktoren.

Das ABDM stellt, ähnlich wie die Blutdruckselbstmessung, bei ausgewählten Patienten eine wertvolle Ergänzung der Gelegenheitsblutdruckmessung dar. Es ermöglicht in der Diagnostik z. B. den Ausschluß einer Praxishypertonie und die Erfassung des nächtlichen Blutdrucks.

Ergeben sich aus der Basisdiagnostik Hinweise für das Bestehen einer sekundären Hypertonie, sind weitere Untersuchungsschritte angezeigt.

Bei der paroxysmal auftretenden Form des Phäochromozytoms kann zumindestens die Verdachtsdiagnose aufgrund der Vorgeschichte gestellt werden. Eine sichere Diagnosestellung ist jedoch nur durch eine Katecholaminbestimmung möglich. Ausgesprochene Blutdruckschwankungen und schlechte Verträglichkeit einer Hochdruckmedikation mit zeitweiligem Auftreten von Hypotonien sind ein weiteres Indiz für das Vorliegen eines Phäochromozytoms. Bei der paroxysmalen Form des Phäochromozytoms wird häufig über Kopfschmerzen, Herzklopfen und Schweißausbrüche sowie Harnflut nach dem Anfall geklagt.

Bei der Überfunktion der Nebennierenrinde und bei Patienten mit Nierenarterienstenose tritt in der Regel eine Hypokaliämie auf, die zu Muskelschwäche, häufigem Wasserlassen und verstärktem Durst sowie zu myalgieformen Beschwerden führt.

Bei chronischer Pyelonephritis sind eindeutige anamnestische Angaben richtungsweisend. Bei Nierenparenchymerkrankungen, die zu einer Einschränkung der Nierenfunktion mit konsekutiver Hypertonie führen, liegt gleichzeitig häufig eine Anämie vor. Die Patienten klagen dann über Leistungsschwäche, Müdigkeit und Abgeschlagenheit.

Bei Hinweisen auf eine Nierenerkrankung sollte eine besonders sorgfältige Auswertung des Harnsedimentes erfolgen. Schon hierdurch kann häufig eine renale Hypertonie wahrscheinlich gemacht werden. Die Bestimmung der Harnelektrolyte, der Osmolarität und der Kreatininclearance sowie der Glukoseausscheidung machen eine 24-h-Sammelurinuntersuchung erforderlich.

Die Sonographie gibt ohne Strahlenbelastung Aufschluß über das Vorliegen einseitiger Schrumpfnieren, Nierentumoren oder Zytennieren.

Die endokrinen Hypertonieformen sind durch Hormonbestimmungen im Urin und im Serum erkennbar.

Eine renale Hypertonie liegt vor, wenn eine renoparenchymatöse oder renovaskuläre Erkrankung zum Bluthochdruck führt. Bei der Pathogenese der renoparenchymatösen Hypertonie steht die Störung der renalen Natriumausscheidung im Vordergrund, bei der renovaskulären Hypertonie steht die gesteigerte Reninsekretion am Beginn der Kausalkette. Nur etwa 5–9 % aller Hochdruckkranken haben als Ursache ihres Leidens eine Nierenkrankheit.

Umgekehrt liegt bei einer Erkrankung der Nieren häufig ein Bluthochdruckleiden vor. So kann der Blutdruckanstieg der Einschränkung der glomerulären Filtration vorausgehen. Die Häufigkeit der Hypertonie bei Nierenerkrankungen korreliert aber mit dem Grad der Nierenfunktionseinschränkung, der Höhe der Kochsalzzufuhr, dem Alter, dem Geschlecht und der Art der Nierenerkrankung.

Das diagnostische Minimalprogramm zur Erkennung primärer Nierenerkrankungen beim Hochdruckpatienten beschränkt sich auf den Nachweis einer Mikrohämaturie, die Urinproteinuntersuchung im Spontanurin, ggf. aber auch im 24-h-Urin, die Bestimmung des Serumkreatinins und der Kreatininclearance sowie die Nierensonographie. Bei Verdacht auf Bestehen einer renoparenchymatösen Erkrankung ist eine Nierenbiopsie nötig. Eine besondere Bedeutung hat die Differentialdiagnose zwischen renoparenchymalem Hochdruck und hypertensiver Nephropathie bei primärer Hypertonie. Für diese Differentialdiagnose ist vor allen Dingen die Anamnese und der Krankheitsverlauf entscheidend. Eine hypertensive Nephropathie bei primärer Hypertonie kann nur angenommen werden, wenn ein parenchymaler Hochdruck durch glomeruläre und tubulointerstitielle Nierenerkrankungen ausgeschlossen ist.

Das ABDM ergibt wesentliche Hinweise für das Vorliegen sekundärer Hypertonieformen. So werden ausgesprochene Blutdruckschwankungen, hypertensive Krisen und Hypotonien beim Phäochromozytom erfaßt. Der Verlust der zirkadianen Rhythmik ist ein weiterer wesentlicher Bestandteil der sekundären Hypertonieformen, die nur durch das ABDM erkannt werden.

Ist eine arterielle Hypertonie durch die oben angeführten Untersuchungen als gesichert anzunehmen, gilt es, die bereits entstandenen Organschäden zu erkennen.

Durch einfache Augenhintergrundspiegelung lassen sich die zerebrovaskulären Komplikationen erkennen und damit der Grad der hypertensiven Enzephalopathie abschätzen.

Durch die Echokardiographie läßt sich die hypertensive Herzerkrankung erkennen. So kann mittels der M-mode- und 2D-Echokardiographie der Grad der Verdickung der linksventrikulären Wände erfaßt werden. Die Dopplerechokardiographie ist in der Lage, Hinweise für eine bestehende diastolische Funktionsstörung in Form der Beschleunigung der enddiastolischen linksventrikulären Füllung zu liefern. Auch die Vergrößerung des linken Vorhofs bei Ausschluß eines Vitiums ist ein Hinweis für eine bestehende diastolische linksventrikuläre Funktionsstörung. Die Echokardiographie hat ihre Grenzen in der Entdeckung der exzentrischen Hypertrophie. Hier liegen erhöhte Muskelmassen trotz normaler Wanddicken vor. Auch ist der Grad der Beschallbarkeit nicht bei allen Patienten befriedigend.

Der „golden standard“ für die Festlegung der linksventrikulären Muskelmassen ist die 3D-Kernspintomographie.

Meist ist durch das Basisdiagnostikprogramm bei arterieller Hypertonie schon das Ausmaß der hypertensiven Nephropathie erkenntlich. In Ausnahmefällen sind weitere diagnostische Schritte zur weiteren Prognosebestimmung erforderlich.

Wenn eine Blutdrucktherapie erforderlich ist, müssen sich diagnostische Maßnahmen anschließen, um die Effektivität dieser Behandlung zu belegen.

Das ABDM eignet sich in besonderem Maße zur Therapieüberwachung, wobei die Vielzahl der unter alltäglichen Gegebenheiten gemessenen Werte die statistische Aussage gegenüber den Gelegenheitsblutdruckmessungen erhöht.

Auch die Überprüfung des 24stündigen Wirkprofils der antihypertensiven Medikation kann mittels des ABDM überprüft werden. Die Reaktion auf individuelle Belastungen und auch die nächtlichen und frühmorgendlichen Werte, die eine besondere Bedeutung bei der antihypertensiven Therapie haben, können registriert werden. Die Einordnung der Nebenwirkungen in das zeitliche Wirkprofil der antihypertensiven Therapie wird möglich.

Eine Therapiekontrolle durch 24stündige Blutdruckmessung ist besonders dann indiziert, wenn es bei zuverlässiger Medikamenteneinnahme zu keiner befriedigenden Blutdruckeinstellung kommt, wenn die Regression der Organschäden hinter dem erwarteten Erfolg zurückbleibt oder wenn vornehmlich nächtliche hypertone Blutdruckwerte behandelt werden mußten.

Das ABDM hat gegenüber den Selbstmessungen und den Praxisblutdruckmessungen eine engere Korrelation zur linksventrikulären Hypertrophie und zu anderen Organbeteiligungen bei arterieller Hypertonie. Falls durch die antihypertensive Therapie mittels des ABDM eine Reduktion der Blutdruckvariabilität belegt werden kann, hat auch dies möglicherweise prognostische Bedeutung.

Liga-Empfehlungen zum ABDM

Die Deutsche Liga zur Bekämpfung des hohen Blutdrucks e.V. Heidelberg (im weiteren Hochdruckliga genannt) beschäftigt sich in der Sektion Wissenschaft mit der Diagnostik und Therapie der arteriellen Hypertonie. Durch die Entwicklung in der Forschung ist es notwendig geworden, regelmäßige Empfehlungen herauszugeben. So wurde auch der Methode der ambulanten Langzeit-Blutdruckmessung großes Interesse zugewandt, und die Sektion Blutdruckmessung erarbeitete Empfehlungen zur ambulanten Langzeitmessung (24 h) des Blutdrucks und führt Seminare zur praktischen Anwendung dieser Methode für Ärzte durch.

In dem Statement [Münchener Medizinische Wochenschrift 133 (1991)] wird das ABDM als zuverlässigste Methode für die Messung des Blutdrucks im Alltag – seiner physiologischen Schwankungen wie auch seiner pathologischen Abweichungen – genannt. Da der Blutdruck eine der variabelsten Größen des menschlichen Organismus ist, kommt dem Einzelwert nur eine untergeordnete Bedeutung zu. Einzelbeobachtungen über die Erhöhung des Blutdrucks in der Arztpraxis (Praxishypertonie) haben Zweifel an der Validität einzelner, in der Arztpraxis durchgeführten Messungen erbracht (Abb. 5.1).

Nach Ansicht der Hochdruckliga ist das ABDM als Methode in der Diagnostik und in der Therapiekontrolle indiziert.

In der Empfehlung ist der Einsatz des ABDM in der Diagnostik der arteriellen Hypertonie vor einer Therapie nach Ansicht der Hochdruckliga indiziert, wenn:

1) der Verdacht auf eine Praxishypertonie besteht,
2) ein Mißverhältnis zwischen der Höhe des Gelegenheitsblutdrucks und Organschäden besteht, z. B. wenn in der Praxis ein Gelegenheitsblutdruck

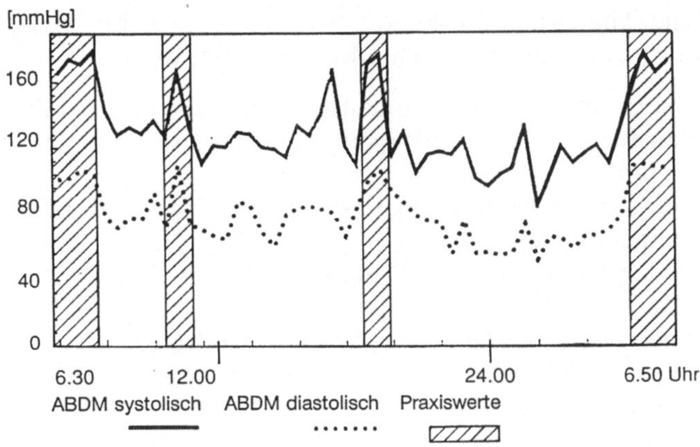

Abb. 5.1. Nachweis einer sog. „Weißkittelhypertonie" bei normalem 24-h-Blutdruckprofil (ABDM). (Nach Krönig 1988)

von konstant diastolisch >105 mm Hg ohne hochdruckbedingte Organschäden bzw. zwischen 90 und 100 mm Hg mit Endorganschäden gemessen wird,

3) bei korrekter Technik die Unterschiede zwischen den Werten bei der Selbstmessung und bei Gelegenheitsblutdruckmessungen in der ärztlichen Praxis systolisch 20 mm Hg und diastolisch 10 mm Hg reproduzierbar überschreiten und wenn
4) mit erhöhten Blutdruckwerten in der Nacht bzw. einem aufgehobenen zirkadianen Profil zu rechnen ist; dies gilt für Patienten mit
   - sekundärer Hypertonie, z. B. die besonders häufige renale Hypertonie, einschließlich der diabetischen Nephropathie und der renovaskulären Hypertonie bei Nierenarterienstenosen, und bei endokrinen Hochdruckformen (z. B. Hyperaldosteronismus, Phäochromozytom usw.),
   - Schwangerschaftshypertonie und Präeklampsie (auch bei nur grenzwertig erhöhtem Blutdruck),
   - Schlafapnoesyndrom und
   - nach Nieren- bzw. Herztransplantation.
5) Das ABDM ist auch indiziert, wenn mit krisenhaften Blutdrucksteigerungen gerechnet werden muß.

In der Therapieüberwachung ist ebenfalls ein breites Indikationsspektrum für das ABDM gegeben.

So ist nach Ansicht der Hochdruckliga das ABDM geeignet, den Therapieerfolg zu überwachen und auch eine Aussage über das antihypertensive Wirkprofil von Arzneimitteln zu geben, wobei insbesondere von Interesse die Wirkung des Pharmakons auf den Ruheblutdruck und auf den Belastungsblutdruck ist, sowie die Betrachtung der zirkadianen Rhythmik unter Therapie. Nach diesen Daten kann dann auch die zeitliche Festlegung der Medikamenteneinnahme erfolgen.

Eine Therapiekontrolle durch 24-h-Blutdruckmessung ist nach Ansicht der Hochdruckliga dann besonders indiziert, wenn

- trotz einer guten Compliance des Patienten und adäquater Medikation keine ausreichende Beeinflussung des Gelegenheitsblutdrucks erreicht werden kann.
- eine zu starke Senkung des Ruheblutdrucks oder des nächtlichen Blutdrucks angenommen wird,
- oder die ausreichende Senkung des nächtlichen Blutdrucks dokumentiert werden soll,
- bei adäquater Therapie des Bluthochdrucks es nicht zu einer Regression von Organschäden, insbesondere Rückbildung der linksventrikulären Muskelmassen kommt.

Auch die Zuordnung von unerwünschten Wirkungen der Blutdruckmedikation zu aktuellen Blutdruckwerten ist eine Indikation für das ABDM.

Die Hochdruckliga gibt ebenfalls Empfehlungen zur Durchführung der ABDM heraus. Es sollten nur Langzeitmeßsysteme eingesetzt werden, die die Zulassung der Physikalisch-Technischen Bundesanstalt in Berlin/Braunschweig besitzen. Die Messungen sollten tagsüber zwischen 7 Uhr ± 2 h bis 22 Uhr ± 2 h in etwa 20minütigen Intervallen und nachts – zwischen 22 Uhr ± 2 h und 7 Uhr ± 2 h – in etwa 30minütigen Intervallen erfolgen. Sowohl für die oszillometrische als auch für die auskultatorische Methode ist es wichtig, daß zum Meßzeitpunkt der Meßarm entspannt, locker und ruhig gehalten wird und die dem Oberarmumfange angepaßte Manschette korrekt sitzt. Der Patient sollte durch die Anlage des ABDM in seiner täglichen Aktivität nicht behindert werden. Bei der auskultatorischen Meßmethode muß das Mikrophon in der Manschette korrekt über der A. brachialis plaziert werden. Nach Anlegen des Meßgerätes müssen die mit dem ABDM ermittelten Werte über die konventionelle Methode überprüft werden.

Der Patient sollte während des Untersuchungszeitraumes möglichst seine gewohnten Tagaktivitäten beibehalten. Es ist auch von entscheidender Bedeutung, ob die Blutdruckmessungen am Wochenende oder während der Arbeitszeit stattfinden. Der Patient sollte möglichst ein exaktes Tätigkeitsprotokoll führen. Insbesondere sollten körperliche und psychische Belastungen sowie die Einnahmezeit von blutdruckwirksamen Medikamenten protokolliert werden. Fehlermöglichkeiten kommen durch zu straffes oder zu lockeres Anlegen der Blutdruckmanschette zustande. Die meisten Fehlmessungen erfolgen dadurch, daß der Meßarm durch Bewegungen oder Muskelaktivität den Meßvorgang stört. Vor allem die oszillometrisch arbeitenden Geräte können durch Muskelaktivität fehlerhafte Oszillationen aufnehmen und fehlinterpretieren. Die nach der auskultatorischen Methode arbeitenden Geräte können durch Verrutschen des Mikrophones fehlerhaft arbeiten oder durch Nebengeräusche beeinflußt werden. Andere Fehlerquellen sind eine mangelhafte Energieversorgung oder Mängel im Bereich des Manschetten- und Schlauchsystems.

Herzrhythmusstörungen sind patientenbezogene Fehlerquellen, die vor allen Dingen die oszillometrische Meßmethode stören.

Für die Auswertung gibt die Hochdruckliga vor, daß im 24-h-Untersuchungszeitraum mindestens 50 auswertbare Messungen erfolgen müssen. Damit werden abhängig von der Fehlerquote häufigere Messungen notwendig sein. Neben der computertechnischen Auswertung ist nach Ansicht der Hochdruckliga sowohl die Auswertung der Blutdruckwerte als auch des Blutdruckprofils durch den Arzt erforderlich. Alle neueren Geräte arbeiten mit der Festspeichertechnik und haben ausreichend hohe Speicherkapazität.

Als Voraussetzung für den adäquaten Einsatz des ABDM ist ein Qualifikationsnachweis anzustreben, der durch den Besuch entsprechender Seminare der Hochdruckliga (z. B. 2mal 2 h mit Vermittlung der theoretischen Grundlage und praktische Demonstration) oder durch adäquate Hospitation in einem klinischen Zentrum erlangt werden kann. Im Rahmen dieser Seminare werden detallierte Kenntnisse über die in diesem Statement aufgeführten Aspekte bezüglich Bedeutung der ABDM in Diagnostik, Therapie und Prognose der arteriellen Hypertonie sowie über die technischen Gegebenheiten und Auswertmöglichkeiten vermittelt.

6. Alter und Blutdruck

Alle größeren Studien haben gezeigt, daß der Blutdruck im Alter sowohl bei Frauen als auch bei Männern steigt (Abb. 6.1). Hiervon ist in erster Linie der systolische Blutdruck betroffen. Die isolierte systolische Hypertonie findet sich vornehmlich im Alter. Die Zunahme des systolischen Blutdrucks mit steigendem Alter ist bei Frauen steiler ausgeprägt als bei Männern und wird v. a. in den Industrienationen beobachtet.

Die isolierte arterielle Hypertonie wird i. allg. als Altershypertonus betrachtet. Bei einer Untersuchung von Prager et al. 1992 (Autorenreferat anläßlich des 24-h-Langzeit-Blutdruckmessung-Symposions Göttingen, Januar 1992) zeigte sich, daß der systolische Hypertonus mit einer charakteristischen Diskrepanz zwischen systolischem Gelegenheitsblutdruck und 24-h-Blutdruck alterstypisch ist. Im Vergleich zu normotonen Senioren war aber auch der diastolische Blutdruck signifikant höher, so daß der Terminus „isolierter systolischer Hypertonus" unkorrekt ist und durch den Terminus „überwiegend systolischer Hypertonus" ersetzt werden sollte. Auch bei älteren Hypertonikern liegt der in

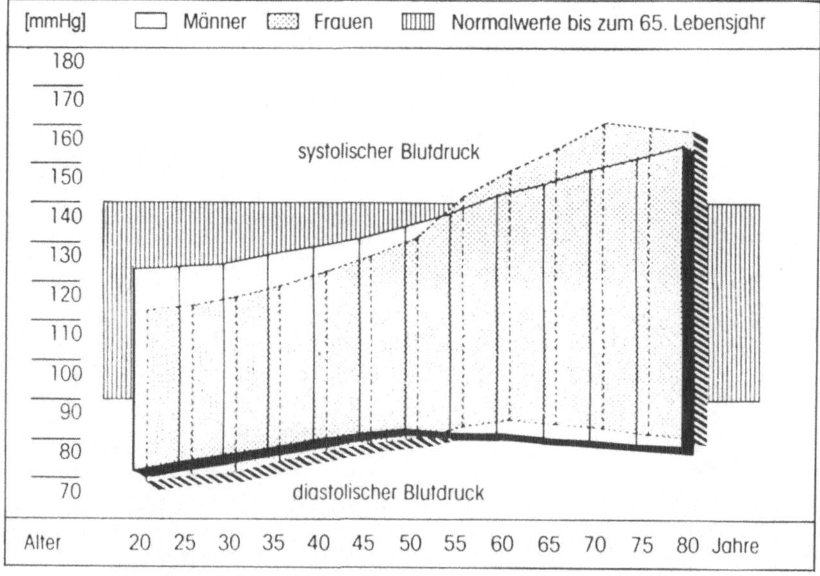

Abb. 6.1. Altersabhängigkeit des Blutdrucks (Deutsche Hochdruckliga)

Anwesenheit des Arztes in der Klinik gemessene Gelegenheitsblutdruck bzw. der erst durch ABDM ermittelte Blutdruck über dem durch ABDM im Tagesschnitt ermittelte Blutdruck.

Während bei jüngeren Patienten mit schwerer oder mittelschwerer Hypertonie der prognostische Nutzen einer antihypertensiven Therapie als gesichert betrachtet wird, ist die Behandlungsindikation bei Altershypertonie weniger klar. Es wird sogar die Frage aufgeworfen, ob die Senkung des diastolischen Blutdrucks unter ein Niveau von 80 mm Hg zu einer höheren kardiovaskulären Komplikationsrate führt.

Es hat sich gezeigt, daß die Hypertonie bei älteren Menschen mit einem höheren absoluten Risiko kardiovaskulärer Komplikationen verbunden ist als bei jüngeren. In erster Linie ist der ältere Patient schlaganfallgefährdet. Bei über 65jährigen Männern ist der Schlaganfall in bis zu 42% und bei Frauen in bis zu 70% direkte Folge erhöhter Blutdruckwerte (Kannel 1987).

In der Framingham-Studie konnte gezeigt werden, daß mit dem Vorliegen einer isolierten systolischen Hypertonie das kardiovaskuläre Mortalitätsrisiko um das 2- bis 5fache anstieg (Kannel 1987).

Im Gegensatz zu den früher vertretenen Ansichten, daß die Behandlung der Hypertonie im Alter keinen prognostischen Vorteil erbringt, haben die jetzt vorliegenden Hypertoniestudien bei älteren Patienten den prognostischen Nutzen einer Behandlung belegt.

In der größten zum Thema der Altershypertonie durchgeführten Studie (EWPHE-Studie 1985) profitieren vor allen Dingen die Patienten im Alter zwischen 75 und 79 Jahren. Lediglich die Altersgruppe über 80 Jahre hatte keinen prognostischen Nutzen aus der Bluthochdruckbehandlung. Der prognostische Gewinn war korreliert an die Senkung des systolischen Blutdrucks. Eine Reduktion der kardiovaskulären Ereignisse war nicht korreliert an die Senkung des diastolischen Blutdrucks. In einer Metaanalyse aller zum Thema Altershypertonie vorliegenden Untersuchungen war unter antihypertensiver Behandlung die Gesamtmortalität nicht reduziert, jedoch die Mortalität aus kardiovaskulären Ursachen. Nach Ansicht der Hochdruckliga ist in allen Altersgruppen auch dann eine antihypertensive Therapie gerechtfertigt, wenn es um die Beeinflussung von Begleiterkrankungen, wie linksventrikuläre Funktionsstörung, symptomatische KHK und andere, geht.

Auch im Alter sollten bei den therapeutischen Bemühungen die Allgemeinmaßnahmen, wie Gewichtsreduktion und Bewegungstherapie, ausgeschöpft werden. Vor allen Dingen gilt für ältere Patienten, daß eine vorsichtige langsame Blutdrucksenkung vorgenommen und möglichst ein einfaches Therapieschema gewählt werden soll. Regelmäßige Blutdruckkontrollen unter evtl. Einschluß der Blutdruckselbstmessung und des ABDM sind erforderlich. Ältere Patienten sind vor allen Dingen durch eine zu starke Senkung des diastolischen Blutdrucks bedroht. So soll das ABDM mögliche diastolische Hypotonien auch nachts erkennen und zur Beeinflussung des Therapieschemas führen. Wird die antihypertensive Therapie subjektiv schlecht vertragen oder sind hypotone Episoden nicht zu vermeiden, so sollte ein Verzicht auf die Blutdrucknormalisierung vorgenommen werden.

Der Nutzen einer antihypertensiven Therapie ist bei älteren Patienten unter 70 Jahren unbestritten. Weniger gesichert hingegen ist die prognostische Bedeutung der antihypertensiven Therapie älterer Patienten (70–84 Jahre). Die schwedische Studie (Stop-Hypertension) wurde als prospektive, randomisierte Interventionsstudie durchgeführt. Es kamen zur antihypertensiven Therapie 3 β-Blocker und 1 Diuretikum zur Anwendung. Es wurde die Häufigkeit von tödlichen und nichttödlichen Schlaganfällen, Myokardinfarkten und anderen kardiovaskulären Todesursachen bei Männern und Frauen im Alter zwischen 70 und 84 Jahren im Vergleich zu Placebo ermittelt. Diese multizentrische Studie schloß Patienten mit einem systolischen Blutdruck von 180 mm Hg oder höher und mit einem diastolischen Blutdruck von mindestens 90 mm Hg, oder einem diastolischen Druck von 105 mm Hg ungeachtet des systolischen Drucks während einer einmonatigen Placebophase bei zuvor unbehandelten Patienten ein. Patienten mit einem Blutdruck von systolisch >230 mm Hg und/oder diastolisch >120 mm Hg wurden ausgeschlossen. Es wurden 1627 Patienten erfaßt; die Gesamtdauer der Studie betrug 65 Monate, die durchschnittliche Beobachtungszeit 25 Monate.

Es zeigte sich, daß eine aktive antihypertensive Therapie den im Liegen gemessenen Blutdruck bei hypertensiven Patienten im Vergleich zu Placebo deutlich senkt. Mit der Blutdrucksenkung wurde eine signifikante Reduktion der Häufigkeit der Schlaganfallsmorbidität und -mortalität sowie der kardiovaskulären und der Gesamtmortalität erreicht. In vorausgegangenen Studien wurde ebenfalls eine Reduktion der Schlaganfallsmorbidität und -mortalität unter antihypertensiver Therapie nachgewiesen; jedoch wurde in einigen Studien im Gegensatz zu der jetzt vorgelegten Studie die Gesamtmortalität nicht gesenkt. In der Stop-Hypertension-Studie hatten die Patienten eine deutliche Erhöhung des systolischen Blutdrucks und eine weniger ausgeprägte Erhöhung des diastolischen Blutdrucks. Patienten mit einer isolierten systolischen Hypertonie wurden ausgeschlossen. Es zeigte sich, was bisher häufig bezweifelt wurde, daß auch die Patienten profitierten, die im wesentlichen eine Erhöhung des systolischen Blutdrucks hatten. Diese Aussage wurde auch schon in der Shep-Studie getroffen (Shep Cooperative Research Group 1991). Die Autoren schließen, daß ein erhöhter arterieller Blutdruck bei Männern und Frauen im Alter von 70–84 Jahren mit antihypertensiven Medikamenten behandelt werden sollte. Der Nutzen einer solchen Therapie ist bei älteren Patienten mindestens genauso ausgeprägt wie bei Hypertonikern jüngeren und mittleren Alters (Björn Dahlhöf 1992).

7. Belastungshypertonie

Der Anstieg des Blutdrucks unter Belastung ist physiologisch. Da die Variabilität des arteriellen Blutdrucks groß ist, gibt es eigentlich den wahren Ruheblutdruck nicht. Bei gesunden Menschen steigt während körperlicher Aktivität wegen der Zunahme des Herzzeitvolumens und einer Abnahme des peripheren Widerstandes der systolische Druck bei weitgehend gleichbleibenden diastolischem Druck (Abb. 7.1). Die Reaktion des Blutdrucks ist abhängig von der Art der Belastung; so ändert sich der diastolische Blutdruck bei dynamischer Belastung meist nur wenig.

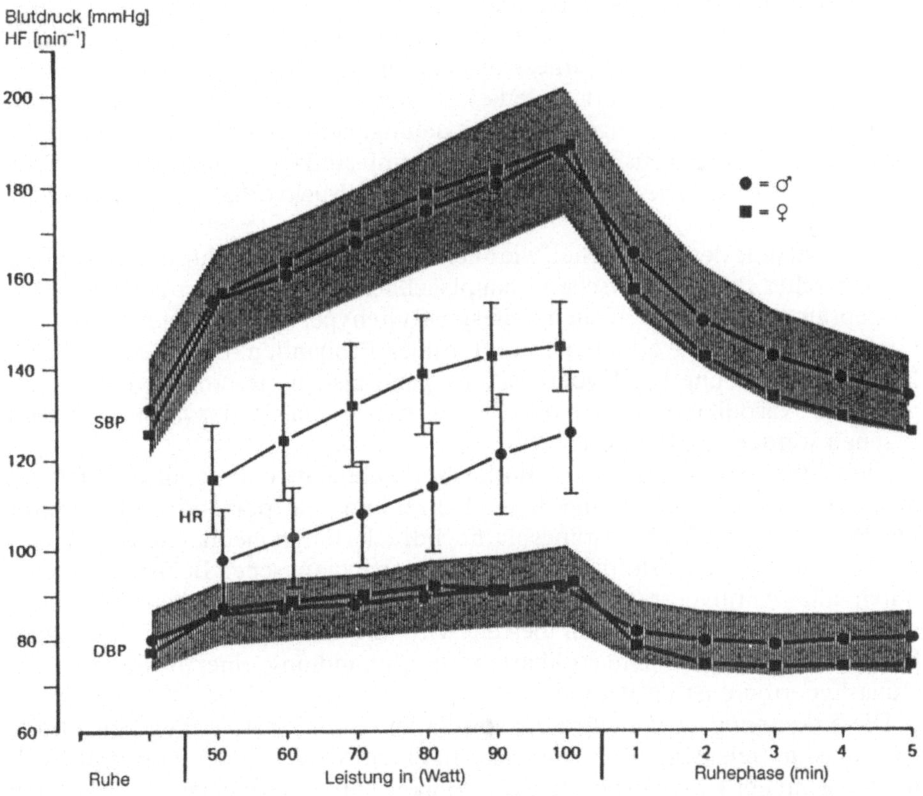

Abb. 7.1. Normales Blutdruck- und Herzfrequenzverhalten bei Fahrradergometerbelastung (*SBP* systolischer Blutdruck, *DBP* diastolischer Blutdruck). (Nach Rast 1982)

Im Gegensatz zur statischen ist die dynamische Arbeit durch rhythmische Kontraktionen gekennzeichnet.

Der Stoffwechsel der Muskulatur ist meist aerob. Wird ein Muskel unterhalb von 15% seiner Maximalkraft beansprucht, findet eine ungestörte Muskeldurchblutung statt, und es resultiert ein aerober Stoffwechsel. Bei höheren Kontraktionsintensitäten sistiert die intramuskuläre Durchblutung, und die notwendige Energie wird ausschließlich anaerob gewonnen. Durch die systemisch wirkenden, lokal entstehenden Stoffwechselmetaboliten steigen Blutdruck und Pulsfrequenz an. Schon bei Einsatz kleiner Muskelgruppen kommt es zu einer ausgeprägten Blutdruckreaktion (Hollmann 1987). Der arterielle Blutdruck steigt bei Armarbeit wesentlich stärker an als bei Beinarbeit.

Die Belastungshypertonie ist definiert als ein Blutdruckanstieg während körperlicher Belastung über die leistungsangepaßte und alterskorrigierte Blutdruckantwort bei Menschen, die normale Blutdruckwerte in Ruhe aufweisen. Die Belastungshypertonie hat für die zukünftige Entwicklung einer manifesten Hypertonie eine große prognostische Bedeutung. Auch ist der Schweregrad der Hypertonie von der Blutdruckantwort unter alltäglicher Belastung abzuschätzen. So haben Patienten mit einer milden Ruhehypertonie signifikant höhere Blutdruckwerte bei 100 W fahrradergometrischer Belastung als gesunde Normalpersonen, wohingegen Patienten mit einer manifesten stabilen Ruhehypertonie die Werte derer mit Grenzwerthypertonie überschritten. In Kanada wird der Canadian-Aerobic-Fitness-Test zur Diagnostik der Belastungshypertonie angewandt. Eine innerhalb einer Standardabweichung vom Mittelwert festgestellte Blutdrucksteigerung wird dahingehend interpretiert, daß diese Patienten ein höheres Risiko haben, eine manifeste Hypertonie zu entwickeln, als solche Probanden, die ein normales Blutdruckverhalten zeigen (Jette 1987).

Die Zunahme des systolischen wie auch des diastolischen Blutdrucks während isometrischer Belastung erscheint hauptsächlich reflexinduziert zu sein und ist ausgeprägter bei Patienten mit manifester Ruhehypertonie als bei Patienten mit Grenzwerthypertonie oder bei normotensiven Probanden. Die überschießende Blutdrucksteigerung bei Hypertonikern kann also insgesamt als Folge einer gestörten Vasodilatation und/oder einer exzessiven Reflexvasokonstriktion gesehen werden (Pickering 1987).

Eine frühe Erkennung eines Bluthochdruckleidens und damit eine frühere medikamentöse Beeinflussung dieser Erkrankung hat präventiven Charakter. Die Beeinflussung des Belastungsbluthochdrucks durch medikamentöse Therapie ist unumstritten. Blutdruckanstiege unter dynamischer Belastung werden durch alle Antihypertensiva besser beeinflußt als Blutdruckanstiege unter isometrischer Belastung. Am besten wird die Belastungshypertonie durch β-Blocker beeinflußt. Die Indikation zur Behandlung einer isolierten Belastungshypertonie ist umstritten.

Die Erkennung der Gefährdung von Patienten mit systolischen Hochdruckspitzen ist mittels Ergometrie möglich. In einem Vergleich der 24-h-Blutdruckmessung mit der Ergometrie bei Hypertonikern fanden Schoel et al. (1992), daß Patienten mit ausgeprägtem Blutdruckanstieg unter Belastung auch im 24-h-Tagesprofil beachtliche systolische Blutdruckspitzen erreichten. Umgekehrt jedoch zeigten nicht alle Patienten mit deutlichen Blutdruckspitzen einen überschießenden systolischen Blutdruckanstieg unter Belastung.

Das ABDM ist als einziges diagnostisches Verfahren in der Lage, die Blutdruckreaktion unter alltäglicher körperlicher Aktivität festzustellen. Die Aktivität des körperlichen Alltags und die Aktivität während der Berufstätigkeit ist aus isometrischen und dynamischen Anteilen zusammengesetzt. So ist das Blutdruckniveau unter der individuellen Alltagsbelastung nicht im Kreislauflabor vorhersagbar.

Da den länger anhaltenden Blutdruckerhöhungen für die kardiovaskulären Folgeerkrankungen und die Entwicklung einer hypertensiven Herzerkrankung eine größere Bedeutung zukommt als kurzfristigen Blutdruckerhöhungen, ist die Festlegung dieses individuellen Blutdruckniveaus bedeutsam. Entscheidend für den Blutdruckkranken ist der systemische Blutdruck, mit dem der Patient im größten Teil seines Alltags lebt. Außerdem hat das ABDM in der Therapieüberwachung auch unter anderen Gesichtspunkten eine entscheidende Bedeutung. So können Therapienotwendigkeit, Dosierung und Einnahmeintervalle den individuellen Bedürfnissen und Anforderungen angepaßt werden. Eine starre antihypertensive Therapie, die nicht durch ABDM den individuellen Gegebenheiten Rechnung trägt, birgt die Gefahr, die wirklich auftretenden Blutdruckerhöhungen nicht zu beeinflussen und andererseits hypotone therapiebedingte Blutdrucksituationen (außerhalb der körperlichen Aktivität) zu provozieren.

Welche Patienten mit einer Belastungshypertonie behandelt werden sollen, ist unklar. Patienten mit normotonen Blutdruckwerten in Ruhe und inadäquater Blutdrucksteigerung unter Belastung entwickeln mit großer Wahrscheinlichkeit später eine manifeste arterielle Hypertonie. Wenn auf niedriger oder mittlerer Belastungsstufe eine bedeutsame hypertone Kreislauffehlregulation zu registrieren ist oder wenn die Blutdruckreaktion deutlich die physiologische Reaktion übersteigt, ist die Annahme einer – nicht immer medikamentösen – Therapieindikation gegeben. Das ABDM ist auch in dieser Fragestellung sowohl der sporadischen Blutdruckmessung als auch der Registrierung der Blutdruckregulation unter Belastung überlegen. So kann für die individuelle alltägliche Leistung das Blutdruckniveau im Tagesprofil dargestellt und auf dieser Grundlage die Indikation zur Therapie gestellt werden.

8. Therapieüberwachung

Nach Indikationsstellung und Einleitung der antihypertensiven Behandlung bedarf es einer genauen Überwachung der Therapie. Diese erstreckt sich auf den Nachweis der Effizienz, den Ausschluß von therapiebedingten Hypotonien und die Erfassung anderer Nebenwirkungen. Auch die Verlaufsbeobachtung der Organmanifestationen des Bluthochdruckleidens ist ein Ziel der Therapieüberwachung.

Das ABDM ist sehr geeignet, die Beeinflussung des Blutdrucks im Tagesprofil zu überprüfen. So können die Wirkung der Therapie auf die zirkadiane Rhythmik und dieErfassung von hypotonen – auch nächtlichen – Werten zuverlässig vorgenommen und evtl. Nebenwirkungen mit dem aktuellen Blutdruck korreliert werden. Es gibt eine große Anzahl von Untersuchungen und Studien zur Überprüfung der antihypertensiven Therapie mittels ABDM. So konnte gezeigt werden, daß viele Pharmaka den Anforderungen, den Blutdruck über das Tagesprofil unter realitätsgerechten Dosierungsvorschriften – z. B. Einmaldosierung – zu senken, genügen. Diese Untersuchungen erbrachten, daß die effektive Beeinflussung des Blutdrucks maßgeblich an der Regredienz der Organmanifestation beteiligt ist.

Die Hochdruckliga empfiehlt, nach Beginn der Therapie im Abstand von 1–2 Wochen den Blutdruck durch sporadische Messungen im Sitzen und Stehen zu überprüfen. Auch sollten spätere Kontrollen nach 1–4 Monaten vorgenommen werden. Bei unzureichender Therapie sollten Ursachen für das Therapieversagen und ggf. ein Wechsel der Medikation oder der Einnahmevorschrift erfolgen. Die Liga empfiehlt bei leichten Formen des Bluthochdrucks, insbesondere nach wirksamer Beeinflussung von Übergewicht, Fehlernährung und Aufnahme von körperlichem Training, einen Auslaßversuch nach einem halben bis einem Jahr vorzunehmen. Auch spätere Auslaßversuche sind gerechtfertigt.

Zur Erfassung von Nebenwirkungen sollten neben einer sorgfältigen Anamneseerhebung Laborkontrollen, EKG-Untersuchungen, Echokardiogramm und Augenhintergrundsspiegelungen in regelmäßigem Abstand erfolgen.

Bei Behandlung mit Saluretika sollte die Kontrolle des Serumkaliums anfangs alle 1–2 Wochen, später in halbjährlichem Abstand erfolgen. Auch die Erfassung von Glukose, Harnsäure, Cholesterin und Triglyzeriden im Serum ist sinnvoll. Bei Behandlung mit β-Blockern sollten die Parameter des Fettsäuren- und Glukosestoffwechsels regelmäßig überprüft werden. Unter der Therapie mit ACE-Hemmern ist die Erfassung der Nierenfunktion mit Bestimmung des Kreatinins, der Elektrolyte und vor allen Dingen des Kaliums im Serum erforderlich. Außerdem sollte ein Blutbild erstellt und die Bestimmung des Eiweißes im Urin vorgenommen werden.

9. Gerätetechnik

Die Diagnostik des Bluthochdruckleidens, die Therapieüberwachung und die Bestimmung der Prognose machen eine Langzeit-Blutdruckmessung notwendig. Dies führte zur Entwicklung von tragbaren Blutdruckmeßgeräten (Tabelle 9.1).

Intraarterielle invasive Blutdruckmessungen sind nach Einführung durch Bevan et al. auch ambulant möglich. Diese Methode bleibt wegen ihres invasiven Charakters Forschungszwecken vorbehalten. Sie ermöglicht neben der Beat-to-beat-Analyse statistische Auswertungen des Blutdruckprofils anhand von über 100000 Meßpunkten in 24 h. Die Entwicklung von tragbaren, nichtinvasiven Blutdruckmeßgeräten begann vor mehr als 20 Jahren mit halbautomatischen Apparaten. Bei diesen Geräten mußte die Manschette mittels eines Pumpballons von Hand aufgepumpt oder der Meßvorgang vom Patienten durch Knopfdruck ausgelöst werden. Seit 1968 steht das erste tragbare, automatisch arbeitende Gerät zur Verfügung, mit dem alle 15 min der

Tabelle 9.1. Einige technische Daten der z. Z. in der BRD vom PTB zugelassenen tragbaren Geräte zur ambulanten 24-h-Blutdruckmessung (ABDM). (Nach Schrader 1991)

Gerät	Hersteller	Gewicht (g)	Methode auskultatorisch oszillatorisch	Kapazität/ Messungen	EKG-Triggerung
Accutracker II/104	Reynolds Medizinische Elektronik GmbH	290	+	bis 254	+
Medilog ABP	Oxford Instruments	600 (mit Batterie)	+	bis 300	−/+
PressureScan (ab 2/92: ERKA Profilomat)	Erka, Richard, Kallmeyer Nachf.	390	+	bis 8000 (mit 32-KB-Speicherkarte)	−
SL 90207.32	SpaceLabs GmbH	350	+	bis 240	−
TM-2420/ TM-2020	boso, Bosch + Sohn GmbH u. Co., Jungingen	390	+ (mit Dual-mikrophon-system)	bis 614	−
Tonoport (früher: Physioport)	Hellige GmbH (früher: Par Elektronik)	740 (mit Akku)	+	(alternativ oszillatorisch)	bis 200

Blutdruck gemessen werden konnte. Zehn Jahre später wurde das erste Gerät entwickelt, das ein digitales Speichersystem beinhaltete und bei dem Programmierungen der Meßzeitpunkte und der Meßintervalle möglich waren.

Hauptmerkmal der neueren Gerätegeneration gegenüber den älteren ist ein wesentlich geringeres Gewicht und Volumen. Die Geräte sind jetzt vielfältig programmierbar und lassen eine individuelle Einstellbarkeit für Tag und Nacht zu. Monitore sind auf Mikroprozessortechnologie aufgebaut, haben nur wenige Bedienungselemente und sind von Patient und Personal einfach zu handhaben. Ein Nachteil ist die begrenzte Speicherkapazität (200–300 Messungen). Ein Blutdruckmeßsystem besteht im wesentlichen aus 3 Teilen:

1. dem Monitor,
2. dem Datenspeicher mit Energieträger und
3. der Blutdruckmanschette, ggf. mit Mikrophon.

In der Monitoreinheit erfolgt die Aufnahme und Weiterverarbeitung der Meßdaten. Eine Unterscheidung von Nutz- und Störsignalen ist möglich. Der Mikroprozessor des Monitors steuert das Aufpumpen und Ablassen des Manschettendrucks.

Bei den meisten Geräten wird mittels der bekannten Methode nach Riva-Rocci mit der Oberarmmanschette auskultativ durch ein integriertes Richtmikrophon gemessen. Die Manschette wird z.B. auf einen Druck von 160 mmHg aufgepumpt. Werden jetzt noch Korotkoff-Töne registriert, wird der Manschettendruck in Schritten von 25 mmHg so lange erhöht, bis keine Töne mehr registriert werden. Über ein vom Mikroprozessor gesteuertes regulierbares Ventil wird die Manschette anschließend stufenweise um 3–5 mmHg entleert. Die Ersterfassung des Korotkoff-Tones veranlaßt die Festlegung des systolischen Blutdruckwertes. Es erfolgt jetzt ein schnelles Ablassen des Drucks bis zu einem Wert von 90 mmHg. Liegt der diastolische Blutdruck höher, erfolgt eine erneute Erhöhung des Manschettendrucks um 25 mmHg bis zur erneuten Registrierung von Korotkoff-Geräuschen. Wiederum erfolgt ein schrittweises Ablassen um 3–5 mmHg. Sobald keine Korotkoff-Geräusche mehr registriert werden, wird dieser Druck als vorläufiger diastolischer Blutdruck registriert. Erfolgt bei weiterem Ablassen des Manschettendrucks keine Registrierung von Korotkoff-Geräuschen mehr, wird der diastolische Blutdruck als endgültig angenommen.

Bei folgenden Meßvorgängen wird die Manschette 25–30 mmHg über den zuletzt gemessenen systolischen Blutdruck aufgepumpt, es erfolgt dann das gleiche Meßprocedere wie vorher beschrieben. Werden bei diesem Vorgang bei dem oberen Ausgangsmanschettendruck weitere Korotkoff-Geräusche oder Oszillationen registriert, wird die Manschette in 25-mmHg-Intervallen höher aufgepumpt. Ein oberer Begrenzungsdruck – meist von 300 mmHg – schützt vor Schäden. Nach Erfassung des systolischen Blutdrucks wird der Druck in der Manschette bis 10 mmHg über den zuletzt gemessenen diastolischen Blutdruck abgelassen.

Da es zu Nebengeräuschen kommt (z.B. Muskelkontraktion), erfolgt bei einigen Geräten eine EKG-Ableitung, um so getriggert die Korotkoff-Töne zu erfassen. Dies macht die Anlage von 3 Elektroden über dem Brustkorb

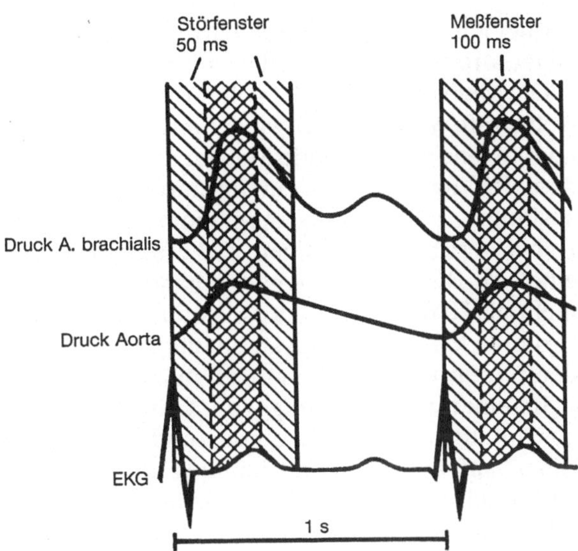

Abb. 9.1. Lage der Stör- und Meßfenster zur genauen Unterscheidung der Korotkoff-Töne von Artefakten bei Geräten mit EKG-Triggerung. (Nach Zurmann 1989)

erforderlich. Die Elektroden verhindern jedoch nicht die auskultative Ungenauigkeit bei Patienten mit Rhythmusstörungen. Auch scheint die zusätzliche Verwendung der EKG-Triggerung keine Vorteile bei der Blutdruckmessung während Belastung zu bringen (Abb. 9.1).

Bei einigen Geräten wird in Ergänzung zum Auskultationsverfahren ein zusätzliches oszillometrisches Meßverfahren angeboten, das zum Einsatz kommt, wenn die Auskultationsmethode nicht auswertbar ist. Der Wunsch, eine noch kleinere Mechanik für den Einsatz zur Verfügung zu haben, hat zur Einfürung eines rein oszillometrisch registrierenden Gerätes geführt, das heute das kleinste und leichteste tragbare automatische Blutdruckmeßgerät ist (Space Labs 90207). Bei der oszillometrischen Methode dient die gesamte Manschette als Sensor. Die Oszillationspulse von 2 aufeinander folgenden Herzschlägen werden auf der gleichen Druckstufe miteinander verglichen. Der systolische Blutdruck wrid über die prämaximalen, der diastolische Blutdruck über die postmaximalen Oszillationen einer aufgeblasenen, okkludierenden Oberarmmanschette errechnet. Die Abhängigkeit des Pulsdrucks vom Schlagvolumen, peripherem Widerstand und Arterienmorphologie hat zu heftiger Kritik an dieser Methode geführt, obwohl mit dieser Meßmethode gute Erfahrungen seit Jahren im Bereich der Intensivmedizin und Anästhesie vorliegen. Neben der Unempfindlichkeit gegen Störgeräusche ist weiterhin das problemlose Abnehmen und Wiederanlegen der Manschette durch den Patienten ein Vorteil der oszillometrisch messenden Geräte, da bei dieser Methode die exakte Position der Manschette nicht so kritisch ist wie bei der auskultatorischen Methode. Obwohl zur Unterscheidung der Korotkoff-Töne von Artefakten von den Geräten spezielle Eigenschaften der Korotkoff-Töne mit ausgewertet werden, wie z.B. typische Frequenzen der Töne, muß doch bei der Plazierung des Mikrophones größte Genauigkeit eingehalten werden, um Fehlmessungen zu vermeiden. Das Mikrophon wird nach genauer Plazierung unter Dopplersondenkontrolle mit einem Klebestreifen fixiert.

Die Meßgenauigkeit der vollautomatisch nichtinvasiv arbeitenden Blutdruckmeßgeräte wurde immer wieder angezweifelt. In Validisierungsuntersuchungen konnte eine ausreichende Meßgenauigkeit der Systeme außerhalb körperlicher Aktivität im Vergleich zur intraarteriellen Messung und zu konventionellen auskultatorischen Sphygmomanometermeßmethoden nachgewiesen werden. Dabei ist zu berücksichtigen, daß es sich bei der Auskultationsmethode nicht um eine sog. Beat-to-beat-Analyse handelt und daß der systolische Blutdruck um mehr als 20 mm Hg und der diastolische bis zu 10 mm Hg von Schlag zu Schlag variieren kann. Den sphygmomanometrischen Verfahren sind somit gegenüber den intraarteriellen Messungen meßtechnische Grenzen gesetzt.

In einer Untersuchung von Graettinger et al. wurden Systeme mit der auskultatorischen Meßmethode und solche mit der oszillometrischen Meßmethode auf ihre Übereinstimmung mit dem invasiv-intraarteriell ermittelten Blutdruck und den Werten, die in der konventionellen sphygmomanometrischen Messung durch 2 Ärzte ermittelt wurden, überprüft. Es fand sich für die auskultatorische Meßmethode ein Korrelationskoeffizient zum intraarteriell bestimmten systolischen Blutdruck von 0,74 und für den diastolischen ein Korrelationskoeffizient von 0,86. Entsprechende Korrelationskoeffizienten für die oszillometrische Methode betrugen 0,89 und 0,81.

Im Vergleich zu den sphygmomanometrisch bestimmten Blutdruckwerten ergeben sich Korrelationskoeffizienten von 0,99/0,96 für die auskultatorische Meßmethode und 0,98/0,94 für die oszillometrische Meßmethode. Zu beachten ist hierbei, daß die Abweichungen zu dem manuell bestimmten Blutdruck noch den sog. Interobservererror (Meßunterschied zwischen 2 unterschiedlichen Untersuchungen) und den sog. Intraobservererror (Meßunterschiede bei 2 Messungen und einem Untersucher) beinhalten.

Durch Optimierung der Anlage der Blutdruckmeßgeräte und durch Verbesserung der Mitarbeit des Patienten läßt sich die Anzahl der verwertbaren Messungen deutlich erhöhen. Eine Bewegung des Armes während des Meßvorganges kann zu Fehlmessungen führen. Auch technische Probleme im Bereich der Datenspeicher und Energieträger können zum Verlust der Meßdaten führen. In seltenen Fällen kommt es zu einer falschen Uhrzeitwiedergabe und zur sporadischen Unterbrechung des programmierten Meßzyklus. Am anfälligsten sind jedoch die Mikrophone. Sie werden häufig durch Kabelbruch unbrauchbar.

Besondere Probleme entstehen weiterhin durch isometrische und dynamische Übungen während der vollautomatischen, nichtinvasiven Blutdruckmessung. Gemessen an dem „golden standard" intraarterieller Blutdruckmessung ergibt sich nach einer Arbeit von White et al., daß indirekt ermittelte Blutdruckwerte unter physikalischer Aktivität erheblich von den direkt ermittelten abweichen. Vor allem während dynamischer Übungen und Bewegungen des Armes während des Meßvorgangs treten große Meßungenauigkeiten auf. Es ist daher sinnvoll, die Patienten anzuhalten, während der automatischen Blutdruckmessung die körperliche Aktivität einzuschränken bzw. zu unterbrechen.

Die indirekte automatische Blutdruck-Langzeitmessung ist ein sicheres und genaues Verfahren zur Diagnostik der Blutdruckerkrankungen und zur Therapieüberwachung. Ob die Analyse der zirkadianen Rhythmik Rückschlüsse auf die Prognose und Hinweise auf die Ätiologie zuläßt, bedarf weiterer breitangelegter Untersuchungen.

Die zur Verfügung stehenden Systeme sind meßgenau. Die Häufigkeit von Artefakten beträgt <2 %. Validisierungen haben gezeigt, daß es hinsichtlich der Meßgenauigkeit keine Unterschiede zwischen den verschiedenen Meßmethoden gibt. Die Abweichungen zum intraarteriell ermittelten Blutdruck sind z. T. systembedingt; einige Systeme geben zu hohe, andere zu niedrige Werte an. Oszillometrisch arbeitende Meßsysteme tendieren dazu, den systolischen Blutdruck zu unterschätzen, den diastolischen Blutdruck dagegen zu überschätzen. Die Standardabweichungen gegenüber den intraarteriell ermittelten Werten liegen diastolisch bei ±5 mmHg und systolisch bei ±7 mmHg. Die Differenz ist vom Druckniveau abhängig.

Die Patientenakzeptanz ist gut. Auch nächtliche Blutdruckmessungen werden überraschend unproblematisch toleriert.

Die Entwicklung der Gerätetechnik ermöglicht eine Programmierbarkeit der Meßintervalle. Dadurch können die Meßvorgänge an die individuellen Anforderungen und Fragestellungen angepaßt werden. Die Bestimmungen der Hochdruckliga sollten natürlich eingehalten werden. Bei den meisten Geräten reicht der Meßbereich von 70 bis 280 mmHg systolisch und 40 bis 150 mmHg diastolisch. Die Meßvorgänge orientieren sich an den vorausgegangenen Messungen. Die Daten werden auf Festspeicher festgehalten und können nach erfolgter Registrierung in die Auswerteinheit übernommen werden. Bei einigen Geräten ist auch die telefonische Datenübertragung zu der Auswerteinheit möglich. Von den Herstellern werden verschiedene Auswertprogramme angeboten. Im allgemeinen werden die systolischen und diastolischen Blutdrücke als Einzelwerte, im Trend, in der Tag- und Nachtdifferenzierung, zusammen mit der Herzfrequenz sowohl numerisch als auch graphisch wiedergegeben. Rechnerisch wird der arterielle Mitteldruck, die Minimal- und Maximalwerte und verschiedene Durchschnittswerte ermittelt. Auch die Angabe der prozentualen Häufigkeitsabweichung von vorgegebenen Standardwerten erfolgt meistens. Die Analysen werden dann meist vom PC-kompatiblen Computern ausgedruckt.

Zur Zeit werden u. a. Geräte von der Fa. Oxford (Medilog-APB), der Fa. Reynolds/Suntech (Aku-Trucker II/104), der Fa. Hellige (Tonoport) und der Fa. Erka (Pressure scan) sowie von der Fa. Space Labs (Modell 90207 oder 90202) vertrieben.

Allgemein akzeptierte Blutdruckgrenzwerte existieren z. Z. für die 24-h-Blutdruckmessung nicht. In Deutschland hat man sich, basierend auf einer Vielzahl von Studien, die die konventionelle Blutdruckmessung mit der 24-h-Messung verglichen, auf einen oberen mittleren Normwert tagsüber von 135/85 mmHg und einem 24-h-Blutdruckmittelwert von 130/80 mmHg geeinigt.

Spezieller Teil

10. ABDM und hypertensive Herzerkrankung

Mehr als 10% der Erwachsenen sterben plötzlich, ohne daß eine Erkrankung bekannt ist. Ein plötzlicher Herztod wird in mehr als 80% der Fälle als Grund dieses fatalen Geschehens gesehen. In den Vereinigten Staaten erleiden mehr als eine halbe Million Menschen pro Jahr einen plötzlichen Herztod. Die Ursache ist häufig eine ischämische oder hypertensive Herzerkrankung. In der Framingham-Studie wurde schon vor 20 Jahren nachgewiesen, daß die linksventrikuläre Hypertrophie das Risiko für kardiovaskuläre Komplikationen und einen plötzlichen Herztod deutlich erhöht. Neuere Ergebnisse der Framingham-Herzstudie zeigten, daß bei einer echokardiographisch nachgewiesenen linksventrikulären Hypertrophie die Inzidenz der koronaren Herzerkrankung und die Gesamtletalität um ein Vielfaches erhöht ist. Diese Beziehung war unabhängig von Alter, Höhe des arteriellen Blutdrucks, antihypertensiver Therapie und den übrigen kardiovaskulären Risikofaktoren.

Eine echokardiographisch nachgewiesene linksventrikuläre Hypertrophie erhöht das Risiko eines plötzlichen Herztodes um ein Mehrfaches.

Unter „hypertensiver Herzerkrankung“ werden sämtliche im Zusammenhang mit einer arteriellen Hypertonie am Herzen auftretenden pathologischen Veränderungen in einer Krankheitsidentität zusammengefaßt. Der Begriff hypertensive Herzerkrankung faßt die koronare und die myokardiale Komponente sowie die daraus folgenden Komplikationen unter einer Krankheitsbezeichnung zusammen.

Bei der koronaren Komponente findet sich neben der Arteriosklerose eine Mediahypertrophie der koronaren Widerstandsgefäße. Die myokardiale Komponente zeigt eine linksventrikuläre Hypertrophie. Es resultiert eine veränderte Hämodynamik im kleinen und großen Kreislauf sowie eine supraventrikuläre und ventrikuläre Arrhythmieneigung.

75% aller im Rahmen der Framingham-Studie erfaßten herzinsuffizienten Patienten hatten als Grundkrankheit eine arterielle Hypertonie. So ist die hypertensive Herzerkrankung vor jeglicher anderen kardialen Erkrankung die häufigste Ursache für die Ausbildung einer systolischen oder diastolischen linksventrikulären Funktionsstörung.

15% der Gesamtbevölkerung sind Hypertoniker, davon zeigen mehr als 60% eine linksventrikuläre Hypertrophie. 80% aller Hypertoniker sterben aus kardialer Ursache (43–45% aus myokardialer und 35–37% aus koronarer Ursache). 80% der Patienten, die durch ein Linksherzversagen versterben, haben eine arterielle Hypertonie. Bei positiven EKG-Zeichen (Hypertrophieindizes, Linksherzschädigungszeichen) ist die Inzidenz des plötzlichen Herztodes um das 4fache erhöht, das gesamte kardiale Mortalitätsrisiko um das 10fache. Somit stellt das Vorliegen einer linksventrikulären Hypertrophie einen von der arteriellen Hypertonie, von der koronaren Erkrankung und von der linksventrikulären Funktionsstörung unabhängigen Risikofaktor dar.

Eine echokardiographisch nachgewiesene linksventrikuläre Hypertrophie erhöht die Inzidenz der koronaren Herzerkrankung und die Gesamtletalität um ein Vielfaches. Diese Beziehung ist unabhängig von Alter, arteriellem Blutdruck, Hochdruckbehandlung, Cholesterinwert und Nikotingenuß. Sie wird nur beeinflußt durch die Regression der linksventrikulären Hypertrophie. Als Ursache des plötzlichen Herztodes werden unmittelbar vorausgehende ventrikuläre Rhythmusstörungen genannt. Ursache für diese ventrikulären Herzrhythmusstörungen sind Reentrymechanismen auf dem Boden herdförmiger Narben oder fibrotischer Areale, myokardiale Ischämien aufgrund der eingeschränkten Koronarreserve, Dehnung der isolierten Herzmuskelzelle aufgrund einer Erhöhung der Aktivität des sympathischen Nervensystems (Messerly et al. 1990).

Die koronare Mortalität und die Inzidenz des plötzlichen Herztodes kann durch Senkung des arteriellen Blutdrucks nicht vermindert werden. Eine Untergruppe von Patienten mit arterieller Hypertonie und linksventrikulärer Hypertrophie hat ein deutlich gesteigertes Risiko dann, wenn die linksventrikuläre Muskelmasse zunimmt, ventrikuläre Herzrhythmusstörungen auftreten oder stille myokardiale Ischämien sich ereignen. Diese Patientengruppe ist durch 24-h-EKG, Echokardiographie und v.a. durch die nichtinvasive 24-h-Langzeit-Blutdruckmessung erkennbar (Schulte 1991).

Die Korrelation zwischen linksventrikulärer Hypertrophie und Höhe des Blutdrucks ist schlecht. Die Regression der linksventrikulären Hypertrophie korreliert nicht mit der Senkung des Blutdrucks, ist aber abhängig von dem Einsatz einer antihypertensiven Therapie. Es kann als gesichert gelten, daß die Regression der linksventrikulären Muskelmasse zu einer Reduktion von kardiovaskulärer Morbidität und Mortalität, unabhängig von der Blutdrucksenkung, führt und vielmehr abhängig ist von der Wahl der antihypertensiven Therapie (Sleigt 1991).

Wegen dieser schlechten Prognose der arteriellen Hypertonie im Schwerestadium WHO II/WHO III ist eine frühzeitige Erkennung dieser Erkrankung nötig. Das ABDM ist geeignet, eine manifeste arterielle Hypertonie frühzeitig zu erkennen. So können Risikogruppen (Grenzwerthypertoniker, Belastungshypertoniker, Patienten mit ererbter Belastung, Patienten mit anderen Risikofaktoren des metabolischen Syndroms und Patienten mit labiler arterieller Hypertonie) frühzeitig als Hypertoniker erkannt werden. Eine frühzeitige Therapie der arteriellen Hypertonie und der Organmanifestation hat im Sinne der Prognoseverbesserung präventiven Wert.

Bei einer hypertensiven Herzerkrankung findet sich eine veränderte Hämodynamik im kleinen und großen Kreislauf und/oder eine Hypertrophie des Myokards mit dann meist vorliegender Einschränkung der Koronarreserve und/oder eine Mikro- oder Makroangiopathie.

Manchmal fallen Patienten mit einer hypertensiven Herzerkrankung auch durch supraventrikuläre oder ventrikuläre Arrhythmien auf, die bis dahin keiner kardialen Erkrankung zugeordnet werden konnten.

Bei der linksventrikulären Hypertrophie der hypertensiven Herzerkrankung liegt eine Erhöhung der Massen-Volumen-Relation des linken Ventrikels vor. Im Gegensatz dazu ist bei der linksventrikulären Hypertrophie der Sportler die Massen-Volumen-Relation normal. Die essentielle Hypertonie ist die häufigste Form der Druckbelastung des linken Ventrikels. Neben den zerebralen, renalen und peripheren arteriellen Organmanifestatioen stellt sie einen Risikofaktor erster Ordnung für die koronare Herzerkrankung dar (Strauer 1930). Bei Hochdruckpatienten ist die linksventrikuläre Hypertrophie nicht eine kompensatorische Adaptation an die erhöhte Druckbelastung im systemischen Kreislauf, sondern sie ist vielmehr von Anfang an ein pathologischer Prozeß (Messerly 1990).

Folgende Ursachen führen zu einer linksventrikulären Hypertrophie:

1) Bei der arteriellen Hypertonie kommt es durch eine Erhöhung des peripheren Widerstandes (wegen Mediahypertrophie) zu einer vermehrten Druckbelastung des Herzens (hämodynamischer Grund). Dies führt, wie auch die chronische Volumenbelastung des Herzens, zu einer Hypertrophie der Muskulatur, d. h. zu einer Dickenzunahme und zum Wachstum der einzelnen Muskelfasern. Aber auch eine Hyperplasie, d. h. eine Vermehrung der Herzmuskelfasern, findet sich unter dieser pathologischen hämodynamischen Situation.
2) Nichthämodynamische Gründe lassen sich in Form von genetischer Disposition, Blutplasmaviskosität und Hypoxie beschreiben.
3) Auch hormonelle Faktoren, wie ein erhöhter Katecholaminspiegel, gesteigerte Aktivität des Renin-Angiotensin-Aldosteron-Systems mit einer Erhöhung des Angiotensin-II-Spiegels, erhöhte Plasmaspiegel von Thyroxin und Insulin, haben eine Bedeutung.
4) Allgemeine Faktoren, wie Übergewicht, Alter und andere Begleiterkrankungen wie Diabetes mellitus und Hypercholesterinämie, haben auch eine kausale Bedeutung.

Die neuere Forschung schreibt vor allen Dingen den sog. onkogenen regulatorischen Proteinen eine besondere Bedeutung zu. Diese onkogenen regulatorischen Proteine haben eine Bedeutung bei der Geninduktion und Kodierung von Rezeptoren für Wachstums- und Differenzierungsfaktoren.

Bei der Mediahypertrophie spielen diese Wachstumsfaktoren ebenfalls eine besondere Rolle. Möglicherweise ist die Komponente der muskulären Hypertrophie des Myokards einerseits, der Media der peripheren Gefäße andererseits der übergeordnete pathophysiologische Grund einer Systemerkrankung, bei der die Erhöhung des peripheren Widerstandes und damit die Ausbildung einer arteriellen Hypertonie nur ein Symptom und nicht eine eigenständige Krankheitsursache ist.

Damit wäre auch vereinbar, daß die linksventrikuläre Hypertrophie der Ausbildung einer manifesten arteriellen Hypertonie vorausgehen kann.

Sowohl bei der Myokardhypertrophie als auch bei der Mediahypertrophie findet sich licht- und elektronenmikroskopisch in der initialen Adaptationsphase bei vermehrter Druckbelastung eine Neubildung von Myofilamenten, eine Kernpolyploidisierung, ein Anstieg des Mitochondrien-Myofibrillen-Verhältnisses sowie eine vermehrte Nuklein- und Proteinsynthese bei Vermehrung der Ribosomen und Ergoplasmen.

Im Stadium der Kompensation findet sich eine Normalisierung des Mitochondrien-Myofibrillen-Verhältnisses und der Protein- und Nukleinsäurensynthese. Im Stadium der Dekompensation kommt es dann zu einer Verminderung der Enzymaktivität des oxidativen Stoffwechsels. Das Mitochondrien- und Myofibrillenverhältnis sinkt. Auch der Kalziumioneneinstrom in die Myokardzelle sinkt und damit mindert sich die myokardiale Kontraktilität. Regressive Veränderungen führen zu Zellnekrosen und Fibrosen.

Bei der konzentrischen linksventrikulären Hypertrophie im Stadium der Kompensation ist die Herzgröße und die systolische linksventrikuläre Wandspannung normal. Bei der exzentrischen Hypertrophie ist der linke Ventrikel vergrößert, die systolische Wandspannung steigt. Die Wandspannung ist die Kraft, die in Längsrichtung einer Muskelfaser, also tangential zur Herzoberfläche, angreift. Sie verhält sich proportional zum intraventrikulären Druck sowie zum Ventrikelradius und sinkt umgekehrt proportional mit der Wanddicke.

Die konzentrische linksventrikuläre Hypertrophie ist gekennzeichnet durch eine Zunahme der Wanddicke bei Abnahme des linksventrikulären enddiastolischen Volumens. Dadurch bleibt die linksventrikuläre systolische Funktion unverändert.

Aufgrund der erhöhten Massen-Volumen-Relation ist die linksventrikuläre Compliance vermindert und der linksventrikuläre enddiastolische Druck erhöht. In diesem Stadium kommt es zu der diastolischen linksventrikulären Funktionsstörung. Darunter versteht man eine diastolische Dehnbarkeitsstörung, die durch eine Erhöhung der linksventrikulären Füllungsdrücke ausgeglichen werden kann. In diesem Stadium ist bereits die Koronarreserve eingeschränkt.

Bei etwa 14–16% aller Hypertoniker tritt eine überschießende Herzmuskelhypertrophie im Bereich von Vorderwand, Hinterwand, Herzspitze und Herzbasis und v.a. des Septums auf. Die Lävokardiographiebilder erinnern an das Bild einer hypertrophen obstruktiven Kardiomyopathie, allerdings stets ohne intraventrikuläre Obstruktion. Das Muskelwachstum ist ausgeprägter, als es bei einer reinen Kompensierung der kardialen Druckbelastung durch Muskelzunahme zu erwarten wäre.

Wenn der Hochdruck sehr lange besteht, entwickelt sich die sog. exzentrische Herzmuskelhypertrophie. Über eine Gefügedilatation als Ergebnis hypoxisch bedingter Mikronekrosen kommt es zu einer linksventrikulären Dilatation. So lange also ein Hochdruckpatient ein normal großes Herz hat, sind Herzminutenvolumen und Auswurffraktion normal. Nimmt die Herzgröße zu, nimmt die Pumpgröße des linken Ventrikels ab, die systolische linksventrikuläre Funktion verschlechtert sich und gleichzeitig steigt der myokardiale Energiebedarf an. Es entwickelt sich das dekompensierte Hochdruckherz mit der Ausbildung einer systolischen und diastolischen linksventrikulären Funktionsstörung. In dieser pathologischen hämodynamischen Situation ist die kardiale Leistungsfähigkeit nicht mehr in der Lage, die metabolischen Bedürfnisse der Peripherie zu befriedigen. Wie oben erwähnt, ist die systolische Wandspannung erhöht, die Masse-Volumen-Relation vermindert und der myokardiale O_2-Verbrauch erhöht. Klinisch-symptomatisch bestehen Belastungs- und/oder Ruhedyspnoe, periphere Ödeme sowie Zeichen der peripheren Minderperfusion.

Patienten mit einer arteriellen Hypertonie zeigen oft klinische Zeichen einer myokardialen Ischämie, wie Angina pectoris, pathologisches Belastungs-EKG sowie positive Thalliumszintigraphiezeichen. Sogar bei hypertonen Patienten ohne koronare Makroangiopathie ist die Fähigkeit der Koronargefäße, zu dilatieren, eingeschränkt. Der minimale vaskuläre Widerstand ist erhöht. Die daraus resultierende verminderte Koronarreserve (Verhältnis von gerade bestehendem Koronarwiderstand zu minimalem Koronarwiderstand) kann unter erhöhten metabolischen Anforderungen zu einer myokardialen Ischämie führen. Die kleinen intramuralen Arteriolen spielen eine wichtige Rolle für den koronaren Widerstand und für die intramyokardiale Autoregulation des Blutflusses (Ganten 1992).

Die koronare Komponente der hypertensiven Herzerkrankung hat Bedeutung für den Nachweis von myokardialen Ischämien während der hypertensiven Kreislauffehlregulation. In einer Arbeit von Lanic et al. (1992) zeigte es sich, daß sich transiente Myokardischämien unabhängig von einer bestehenden (koronarangiographisch) nachgewiesenen KHK bei Patienten mit essentieller Hypertonie nachweisen lassen. Es ließ sich keine eindeutige Korrelation zwischen Blutdruckanstieg und ST-Ereignis nachweisen. Die eingeschränkte koronare Regulationsbreite bei Patienten mit hypertensiver Herzerkrankung macht schon bei normalem Koronarogramm Myokardischämien möglich, da die koronare Reserve des Hypertonikers eingeschränkt ist. Klinisch können typische pektanginöse Beschwerden bestehen. Der Ischämienachweis in Form einer AP-Symptomatik bzw. ST-Streckensenkung ist unabhängig von der aktuellen Druckhöhe.

Angina pectoris und Arrhythmien sind Hinweise auf myokardiale Ischämien. Diese resultieren nicht nur aus einer Lumeneinengung der intramyokardial gelegenen Koronargefäße durch Mediahypertrophie und Endothelschwellung, sondern auch durch ein Sistieren des Wachstums der aortalen Lumina der Koronarien bei weiterwachsenden myokardialen Koronararterien und Koronararterienaufzweigungen, durch ein Mißverhältnis zwischen hypertrophierter Myokardmasse und des sie versorgenden Koronararteriensystems, durch einen frühzeitigen Befall der kleinen intramuralen Arteriolen und durch einen abnormen intramuralen Druck mit konsekutiver Erhöhung der myokardialen Komponente des Koronarwiderstandes. Etwa 50% aller 50jährigen Hypertoniker haben Hinweise auf eine morphologische faßbare Sklerose der kleinen intramuralen Koronararterien (Strauer 1991). Das Hochdruckherz ist somit aus der Sicht der myokardialen Komponente als auch aus der Sicht der koronaren Komponente zu betrachten.

Diagnostik der hypertensiven Herzerkrankung

In der Diagnostik der hypertensiven Herzerkrankung spielt die klinische Symptomatik eine untergeordnete Rolle. Zwar treten thorakale Schmerzen meist von nicht typisch pektanginösem Charakter, z. T. belastungsabhängig, z. T. belastungsunabhängig, auf. Sie sind jedoch nicht Ausdruck einer hämodynamisch relevanten Stenose der epikardialen Herzkranzgefäße, sondern eher Folge der Einschränkung der Koronarreserve. Auch die Belastungsluftnot ist Ausdruck einer Erhöhung des linksventrikulären Füllungsdrucks mit Erhöhung der Druckwerte im kleinen Kreislauf.

Die konventionelle radiologische Diagnostik mit Anfertigung einer Herzfernaufnahme im Stehen zeigt erst bei einer exzentrischen linksventrikulären Hypertrophie mit linksventrikulärer Dilation und pulmonaler Kongestion auffallende pathologische Bilder.

Elektrokardiographisch finden sich die klassischen Zeichen der linksventrikulären Hypertrophie mit einem positiven Sokolow-Lyon-Index, P sinistrokardiale, linkstypischer Lage der elektrischen Herzachse, linksanteriorem Hemiblock sowie Verspätung des oberen Umschlagspunktes linkspräkordial und schädigungsspezifischen Erregungsrückbildungsstörungen in den linkspräkordialen und inferioren sowie dorsalen Ableitungen mit einer Sensitivität von 56 % und einer Spezifität von 10%. In der Regel beruht die Diagnose der hypertensiven Herzerkrankung auf den Untersuchungen der Echokardiographie.

Die Genauigkeit, mit der die echokardiographisch bestimmte linksventrikuläre Muskelmasse die Morbidität bei Hypertonikern beschreibt, hat zu einer breiten Anwendung dieser Methode in den Studien geführt, die die Pathophysiologie der hypertensiven Herzerkrankung untersuchten. Bei diesen Studien zeigte es sich, daß das durchschnittliche Blutdruckniveau, bestimmt durch das ABDM, eine übergelegene Untersuchungsmethode ist, um die Prävalenz der linksventrikulären Hypertrophie und der Vergrößerung des linken Ventrikels sowie die systolischen und linksventrikulären Funktionsstörungen aufzuzeigen (White 1990).

Bei einer konzentrischen linksventrikulären Hypertrophie findet man, daß enddiastolische Dicke des linksventrikulären Septums und der freien linksventrikulären Wand >12 mm ist. Die echokardiographische Bestimmung der linksventrikulären Masse ist häufig fehlerhaft, da eine gleichmäßige Verteilung der Muskelmasse vorausgesetzt wird. Auch zeigt das Stadium der exzentrischen linksventrikulären Hypertrophie keine spezifischen Befunde. Bei echokardiographisch nachgewiesenen normalen linksventrikulären Wanddicken kann trotzdem eine Erhöhung der linksventrikulären Muskelmasse vorliegen. Die Dopplerechokardiographie ist aber in der Lage, Hinweise für eine bestehende diastolische linksventrikuläre Funktionsstörung zu liefern. So muß die Vergrößerung des linken Atriums ohne Hinweise auf ein hämodynamisch relevantes Vitium und die Beschleunigung der enddiastolischen Füllung als Ausdruck der diastolischen Funktionsstörung gewertet werden.

Die dreidimensionale Kernspintomographie gilt als „golden standard" in der Erfassung der linksventrikulären Hypertrophie. Dieses Verfahren ist in der Lage, die linksventrikuläre Muskelmasse exakt zu bestimmen.

Eine echokardiographisch nachgewiesene Linksherzhypertrophie stellt einen hohen prognostischen Faktor für den plötzlichen Herztod und einen unabhängigen Risikofaktor für die Ausbildung einer linksventrikulären Pumpfunktionsstörung dar. Bei Patienten mit arterieller Hypertonie korrelieren die systolischen Blutdruckwerte, die durch das ABDM ermittelt sind, besser mit der linksventrikulären Muskelmasse und dem peripheren Gefäßwiderstand als die durch Gelegenheitsblutdruckmessung erfaßten Werte. Die Prävalenz und der Schweregrad ventrikulärer Rhythmusstörungen bei hypertensiver Herzerkrankung korrelieren ebenfalls signifikant mit dem durch das ABDM ermittelten Blutdruck. Die in großen Kollektiven durch das ABDM gefundenen Blutdruckdaten korrelieren im Einzelfall aber qualitativ und quantitativ nicht mit der Ausbildung einer linksventrikulären Hypertrophie. Eine Korrelation zwischen nächtlichem Blutdruckabfall und linksventrikulärer Muskelmasse ist ebenfalls nicht nachweisbar. Die während 24 h registrierte Blutdruckvariabilität korreliert allerdings mit dem Schweregrad der arteriellen Hypertonie und der linksventrikulären Hypertrophie. Sowohl die linksventrikuläre Wanddicke als auch der linksventrikuläre Muskelmassenindex korrelierte in einer Untersuchung von Babas et al. 1992 mit dem durch das ABDM ermittelten Blutdruck. Dies gilt sowohl für Hypertoniker als auch für Normotoniker. Die Gruppe der Hypertoniker zeigte, daß der Blutdruck während der Berufsarbeit dem der Blutdruckmessung in der Praxis entsprach, während der häusliche Blutdruck bedeutend niedriger gemessen wurde. Dagegen zeigten normotone Patienten, daß der in der Nichtschlafenszeit ermittelte Blutdruck und der Praxisblutdruck geringer waren als der häusliche und der während der Arbeit ermittelte Blutdruck. Die linksventrikuläre Muskelmasse ist bei Hypertonikern mit erhaltener zirkadianer Rhythmik geringer als bei solchen mit Verlust der nächtlichen Blutdruckabsenkung. Der Verlust des zirkadianen Rhythmus ist ein weiterer wesentlicher Bestandteil der sekundären Hypertonieformen, der nur durch das ABDM erfaßbar ist.

Ist eine arterielle Hypertonie durch die oben aufgeführten Untersuchungen als gesichert anzunehmen, gilt es, die bereits entstandenen Organschäden zu erkennen.

Durch einfache Augenhintergrundspiegelung lassen sich die zerebrovaskulären Komplikationen erkennen und damit der Grad der hypertensiven Enzephalopathie abschätzen.

Durch die Echokardiographie ist die hypertensive Herzerkrankung zu erkennen. So kann mittels M-mode- und 2D-Echokardiographie der Grad der Verdickung der linksventrikulären Wände erfaßt werden. Die Dopplerechokardiographie ist in der Lage, Hinweise für eine bestehende diastolische Funktionsstörung in Form der Beschleunigung der enddiastolischen linksventrikulären Füllung zu liefern. Auch die Vergrößerung des linken Vorhofs bei Ausschluß eines Vitiums ist ein Hinweis für eine bestehende diastolische linksventrikuläre Funktionsstörung. Die Echokardiographie hat ihre Grenzen in der Entdeckung der exzentrischen Hypertrophie. Hier liegen erhöhte Muskelmassen trotz normaler Wanddicken vor. Auch ist der Grad der Beschallbarkeit nicht bei allen Patienten befriedigend. Der „golden standard" für die Festlegung der linksventrikulären Muskelmasse ist die 3D-Kernspintomographie.

Meist ist durch das Basisdiagnostikprogramm bei arterieller Hypertonie schon das Ausmaß der hypertensiven Nephropathie erkenntlich. Nur in Ausnahmefällen sind weitere diagnostische Schritte zur weiteren Prognosebestimmung erforderlich.

Wenn eine Blutdrucktherapie erforderlich ist, müssen sich diagnostische Maßnahmen anschließen, um die Effektivität und Effizienz dieser Behandlung zu belegen. Die 24-h-Blutdruckmessung eignet sich in besonderem Maße zur Therapieüberwachung, wobei die Vielzahl der unter alltäglichen Gegebenheiten gemessenen Werte die statistische Aussage gegenüber den Gelegenheitsblutdruckmessungen erhöht. Auch die Überprüfung des 24stündigen Wirkprofils der antihypertensiven Medikation kann mittels ABDM erfolgen. Die Reaktion auf individuelle Belastungen und auch die nächtlichen und frühmorgendlichen Werte, die eine besondere Bedeutung bei der antihypertensiven Therapie haben, können registriert werden. Auch können die Nebenwirkungen in das zeitliche Wirkprofil der antihypertensiven Therapie eingeordnet werden.

Eine Therapiekontrolle durch 24stündige Blutdruckmessung ist besonders dann indiziert, wenn

- es bei zuverlässiger Medikamenteneinnahme zu keiner befriedigenden Blutdruckeinstellung kommt,
- die Regression der Organschäden hinter dem erwarteten Erfolg zurückbleibt
- oder vornehmlich nächtliche hypertone Blutdruckwerte behandelt werden mußten.

Das ABDM hat gegenüber den Selbstmessungen und den Praxisblutdruckmessungen eine engere Korrelation zur linksventrikulären Hypertrophie und zu anderen Organbeteiligungen bei arterieller Hypertonie. Falls durch die antihypertensive Therapie mittels des ABDM eine Reduktion der Blutdruckvariabilität belegt werden kann, hat auch dies prognostische Bedeutung.

Studien zur Korrelation der durch ABDM ermittelten Blutdruckwerte zu Endorganschäden

Eine einzige nichtinvasive 24-h-Langzeit-Blutdruckmessung ist mehreren Gelegenheitsblutdruckmessungen überlegen. So konnte eine signifikante Korrelation der Blutdruckwerte, durch das ABDM bestimmt, zur linksventrikulären Hypertrophie belegt werden, nicht dagegen für den Gelegenheitsblutdruck (Meyer-Sabellek 1990).

Auch die San Francisco-Studie zeigt, daß der durch das ABDM bestimmte Blutdruck besser mit den Endorganschäden und linksventrikulären Komplikationen korreliert ist als der durch Praxismessungen bestimmte Blutdruck. Vor allen Dingen wurde die Gruppe erkannt, die trotz eines hohen Blutdrucks bei der Praxisblutdruckmessung ein normales Blutdruckniveau im Tagesprofil aufwies. Diese Gruppe hatte keine hypertensiv bedingten Endorganschäden. So konnte aufgezeigt werden, daß die Patienten mit einem niedrigen 24-h-Blutdruckniveau, aber mit hohem Blutdruck bei Praxisblutdruckmessungen eine dem Normalkollektiv vergleichbare Prognose hatten (Perloff u. Sokolow 1990).

Auch Sheps et al. (1990) konnten die Ergebnisse der San Francisco-Studie bestätigen. In einer eigenen Untersuchung fanden sie, daß die durch das ABDM ermittelten Blutdruckwerte im 24-h-Tagesprofil besser zu Endorganschäden korrelieren, vor allen Dingen besser zur linksventrikulären Hypertrophie, als die durch konventionelle Blutdruckmessung in der Arztpraxis ermittelten Werte. So werden vor allen Dingen die Patienten mit dem White-coat-Blutdruck und Gelegenheitsblutdruck erkannt. Auch ist die Zuordnung der klinischen Symptomatik zur Blutdruckhöhe möglich. Durch das ABDM ist eine Therapieüberwachung möglich. Die Regredienz der linksventrikulären Hypertrophie ist an die effektive antihypertensive Therapie gebunden (Sheps 1990).

Große Unterschiede des Blutdrucks existieren bei einer bestimmten Patientengruppe, die auf eine Blutdrucktherapie nicht anspricht und Pseudohypertoniker darstellt. Diese Gruppe zeigt vor allen Dingen eine Verminderung des diastolischen Blutdrucks bei invasiven Blutdruckmessungen. So korrelieren auch in dieser Patientengruppe die linksventrikulären Muskelmassen nicht mit den sporadischen Blutdruckwerten, dagegen jedoch mit den invasiv erhobenen Daten (Weisser 1990).

Die Gelegenheitsblutdruckmessung ist nicht in der Lage, die kardiale Belastung über 24 h zu erkennen. Auch deswegen sind die kardiovaskulären Komplikationen nicht oder nur in einem geringen Ausmaß mit dem Gelegenheitsblutdruck korreliert.

Nach Schmieder (1991) zeigt das durch das ABDM erstellte Blutdrucktagesprofil dagegen eine sehr enge Korrelation der Blutdruckhöhe mit den Endorganschäden. Dies gilt sowohl für die linksventrikuläre Hypertrophie – die hypertensive Herzerkrankung –, als auch für die hypertensive Nephropathie und die Einschränkung der arteriellen Compliance.

Neben dieser Feststellung konnte Schmieder zeigen, daß auch die Absenkung des nächtlichen Blutdrucks mit den koronaren und zerebrovaskulären Ereignissen korreliert ist.

In der Gruppe der Hypertoniker korreliert der linksventrikuläre Muskel-Masse-Index nicht mit dem nächtlichen Blutdruck, nicht mit dem systolischen und diastolischen Blutdruck und auch nicht mit dem systolischen und diastolischen Gelegenheitsblutdruck. Es fand sich auch, daß binnen 12 h bei einer bestimmten Personengruppe der Blutdruck um mehr als 10% während der Alltagsaktivität sank. Die übrigen Risikofaktoren wurden auch zwischen den Gruppen verglichen. Es zeigte sich, daß der Gelegenheitsblutdruck, der ambulant bestimmte systolische oder diastolische Tagesblutdruck, das Geschlecht, die Körperoberfläche, die Dauer der Bluthochdruckkrankheit und die Prävalenz von Diabetes mellitus, Augenhintergrundsveränderungen und Serumkreatinin in den Vergleichsgruppen sich nicht unterschieden. Lediglich die 24-h-Langzeit-Blutdruckmessung zeigte eine enge Korrelation des Blutdrucktagesniveaus zur linksventrikulären Hypertrophie (Verdeccia 1990).

In einer Untersuchung von Verdeccia wurden bestimmte Erwartungen bezüglich des 24-h-Blutdruckniveaus auf der Grundlage von Gelegenheitsblutdruckmessungen gemacht. So ließ sich eine Gruppe bilden, deren Blutdruck niedriger als erwartet war, und eine Gruppe, deren Blutdruck höher als erwartet war. Die Gruppe mit den höheren Blutdruckwerten als erwartet zeigte eine Vergrößerung der linksventrikulären Muskelmasse, obwohl sie gegenüber der Vergleichsgruppe einen vergleichbaren Blutdruckwert bei der Gelegenheitsblutdruckmessung hatte. Kein anderer Parameter korrelierte so eng mit der linksventrikulären Hypertrophie (Division of medicine 1990).

Das ABDM ist noch eine relativ junge Untersuchungsmethode. Es bestehen noch Zweifel an der Validität der prognostischen Vorhersage bezogen auf große epidemiologische und interventionelle Studien, daher gilt z.Z. der prognostische Vorhersagewert des ABDM bei Patienten mit essentieller Hypertonie bezüglich Mortalität und Morbidität als noch nicht ausreichend untersucht.

Daher wurde eine europäische Multicenterstudie initiiert, die die prognostische Vorhersage von Mortalität und Morbidität bei Hochdruckkranken im Vergleich des ABDM mit der Praxisblutdruckmessung untersuchen soll. Es werden mindestens 2000 Patienten über einen Zeitraum von 5 Jahren in der Studie beobachtet. Der Frage, welche Blutdruckbestimmungsmethode bessere Meßdaten liefert, die mit der Prävalenz von linksventrikulärer Hypertrophie korrelieren, wird besondere Aufmerksamkeit geschenkt. Die Ergebnisse dieser Studie werden erst in der zweiten Hälfte der 90er Jahre vorliegen (Clement 1990).

Die zirkadiane Rhythmik hat auch für die Ausbildung der linksventrikulären Hypertrophie eine erhebliche Bedeutung. So konnten Verdeccia et al. (1991) zeigen, daß die linksventrikuläre Hypertrophie bei Hypertonikern mit nächtlicher Blutdruckabsenkung geringer ausgeprägt ist als bei denen ohne zirkadiane Rhythmik. In dieser Untersuchung wurde eine Reduktion des nächtlichen systolischen und diastolischen Blutdrucks um 10% als erhaltener zirkadianer Rhythmus angenommen. Bei ca. 35% der untersuchten Patienten war die zirkadiane Rhythmik aufgehoben. Vor allem die Gruppe der Frauen ohne zirkadiane Rhythmik zeigte eine Erhöhung ihrer linksventrikulären Muskelmasse.

Das ABDM ist bei Hypertonikern in der Vorhersage des Ausmaßes der linksventrikulären Hypertrophie der Praxisblutdruckmessung weit überlegen (Tabelle 10.1). So wurden Patienten, die durch das ABDM als manifeste Hypertoniker identifiziert wurden, durch eine Praxisblutdruckmessung untergliedert in eine Gruppe mit niedrig erhöhtem Praxisblutdruck, eine mit mittelmäßig erhöhtem Praxisblutdruck und eine mit deutlich erhöhtem Praxisblutdruck. Es wurde gefunden, daß alle Patienten gegenüber normotensiven Patienten eine höhere linksventrikuläre Muskelmasse hatten, sich aber in den Untergruppierungen nicht voneinander unterschieden. Dies gilt sowohl, wenn man den systolischen, als auch, wenn man den diastolischen Blutdruck als Unterscheidungskriterium heranzieht.

Auch ist der systolische nächtliche Blutdruck, das Ausmaß der nächtlichen Blutdruckspitzen sowie die Aufhebung des zirkadianen Rhythmus bei Pati-

Tabelle 10.1. Korrelationskoeffizienten zwischen der linksventrikulären Muskelmasse (*LVM*), dem linksventrikulären Massenindex (*LVMI*), der diastolischen Kammerseptumdicke (*IVS*) und dem systolischen und diastolischen Sprechstundenblutdruck, Heimblutdruck und 24-h-Blutdruck, Ergometerblutdruck bei 100 W Belastung und nach 5 min Erholung (n = 41). (Nach Baumgart et al. 1990)

Echokardiographische Parameter	Blutdruck in der Sprechstunde	zu Hause	während 24 h	bei Belastung mit 100 W	nach 5 min
LVM	systolisch 0,163	0,145	0,510[c]	0,235	0,280
	diastolisch 0,061	0,063	0,319[a]	0,080	0,181
LVMI	systolisch 0,197	0,199	0,504[c]	0,296	0,318[a]
	diastolisch 0,053	0,149	0,405[b]	0,143	0,168
IVS	systolisch 0,249	0,377[a]	0,675[d]	0,388[a]	0,393[a]
	diastolisch 0,042	0,226	0,440[b]	0,170	0,100

[a] $p < 0,05$
[b] $p < 0,01$
[c] $p < 0,001$
[d] $p < 0,00001$.

enten, die älter sind als 65 Jahre, ein guter Vorhersagewert für die linksventrikuläre Hypertrophie. Gerade diese Aussage hat bei älteren Patienten eine Bedeutung, da die systolische Blutdruckerhöhung nur als Ausdruck der verminderten arteriellen Compliance gewertet wurde und ihr somit keine eigenständige prognostische Bedeutung zugewiesen wurde (Carre 1991).

Auch Vetter et al. (1991) zeigten, daß durch Erhöhung der Meßvorgänge und somit durch ein genaueres Profil des Blutdrucks über eine bestimmte Zeit sowohl durch das ABDM als auch durch die Selbstmessung eine größere Genauigkeit in der Vorhersage der Endorganschäden gemacht werden kann, wobei in dieser Arbeit noch einmal darauf hingewiesen wird, daß das ABDM wegen fehlender Normwerte schwer mit anderen Untersuchungstechniken vergleichbar ist.

Bei Störungen der autonomen Regulation, z. B. nach Herztransplantation oder bei Patienten mit diabetischer Neuropathie, kommt es zu einem Verlust der zirkadianen Rhythmik.

Aber nicht nur durch das Fehlen der autonomen nervalen Regulation, sondern auch durch andere äußere Faktoren kann die zirkadiane Rhythmik verloren gehen. So konnte gezeigt werden, daß bei Rauchern die Absenkung des nächtlichen Blutdrucks auch bei normotensiven Patienten aufgehoben ist. Bei diesen Patienten war zugleich das Ausmaß der arteriellen Compliance reduziert. So kann die ambulante 24-h-Blutdruckmessung mit Erfassung der Aufhebung der nächtlichen Blutdruckabsenkung einen Marker für vaskuläre Schäden anzeigen (Atom 1990).

Die Ansicht, daß nicht die Höhe des arteriellen Blutdrucks, bestimmt durch Langzeit-Blutdruckmessung oder durch Gelegenheitsblutdruckmessung, der wesentliche Grund für die Ausbildung einer linksventrikulären Hypertrophie ist, sondern vielmehr die Variabilität des Blutdrucks und der Herzfrequenz, wird von Balansard (1990) vertreten. In einer Erstuntersuchung konnte keine feste Korrelation zwischen Blutdruckhöhe und linksventrikulärer Muskelmasse gefunden werden. In einer später durchgeführten Analyse dieser Untersuchung konnte jedoch die Variabilität des systolischen, des diastolischen und des mittleren Blutdrucks sowie deren Standardabweichungen als wesentlicher Faktor für die Ausbildung einer linksventrikulären Hypertrophie erkannt werden.

Die linksventrikuläre Muskelmasse ist eine bessere Vorhersagegröße für eine kardiovaskuläre Morbidität und den Tod als der Blutdruck und andere Risikofaktoren mit Ausnahme des Alters. Die Werte der 24-h-Blutdruckmessung korrelieren sehr eng mit der Dicke der linksventrikulären Wände und der linksventrikulären Masse, unter der Voraussetzung, daß die Langzeit-Blutdruckmessung während normaler alltäglicher Aktivität stattfand. Aber auch die Blutdruckreaktion unter Belastung hat eine gute Korrelation zur Prävalenz einer linksventrikulären Hypertrophie, v.a. im Vergleich zur Gelegenheitsblutdruckmessung. Die dieser Beziehung zugrundeliegenden Ursachen sind noch nicht ausreichend verstanden, sicher ist jedoch, daß die situativen Einflüsse während der Belastung ausgeschlossen werden können. Es wird angenommen, daß es eine gemeinsame Ursache für die Ausbildung einer linksventrikulären Hypertrophie und das Ausmaß der Belastungshypertonie gibt.

11. ABDM und metabolisches Syndrom

Beim metabolischen Syndrom handelt es sich nicht um eine eigenständige Erkrankung, sondern es finden sich kardiovaskuläre Risikofaktoren, wie arterielle Hypertonie, gestörte Glukosestoffwechselstörung mit peripherer Insulinresistenz und Hyperinsulinämie, Fettstoffwechselstörung mit Hyper- und Dyslipoproteinämie, androide Adipositas und Hyperurikämie (Abb. 11.1 und 11.2). Dieses gemeinsame gehäufte Vorkommen der Risikofaktoren ist wahrscheinlich nicht rein zufällig, sondern es findet sich wahrscheinlich eine Begründung in einer eigenständigen übergeordneten Krankheitsentität, z.B. einem Rezeptorendefekt. Grundlage dieses Gedankens ist, daß die kardiovaskulären Risikofaktoren nicht gleichmäßig in der Bevölkerung verteilt sind, sondern es treten gehäufte Risikofaktorenkombinationen auf; so haben Hypertoniker gehäuft andere Erkrankungen des Stoffwechsels, wie Störung des Glukosestoffwechsels oder des Fettstoffwechsels. Wahrscheinlich ist eine Verknüpfung dieser Faktoren anlagebedingt.

Das metabolische Syndrom ist ein vielschichtiges klinisches Krankheitsbild, das zumindest unter Diabetologen seit längerer Zeit bekannt und charakterisiert ist durch eine progrediente Glukoseintoleranz, Dys- und Hyperlipidämie sowie androide Fettverteilung, Hyperurikämie und chronische Hyperinsulinämie. Über 50% der Patienten mit manifester arterieller Hypertonie haben eine Insulinresistenz. Die frühzeitige Identifizierung solcher Personen ist unter dem Aspekt der Arterioskleroseprävention von entscheidender Bedeutung. Durch anamnestische Angaben und einfache klinische Untersuchungsmethoden, wie Familienanamnese, Fettverteilungsmuster, Alkoholkonsum, Bestimmung der Serumlipidkonzentration und des Harnsäurespiegels, können Risikogruppen identifiziert werden. Ein oraler Glukosetoleranztest kann die Glukosestoffwechselstörung aufdecken. Durch Bestimmung der Seruminsulinkonzentration kann die Hyperinsulinämie erfaßt werden. Der Bestimmung des Blutdrucks kommt im Rahmen der atherogenen Konstellation beim metabolischen Syndrom eine besondere Bedeutung zu. Auf seiten der Störung des Glukosestoff-

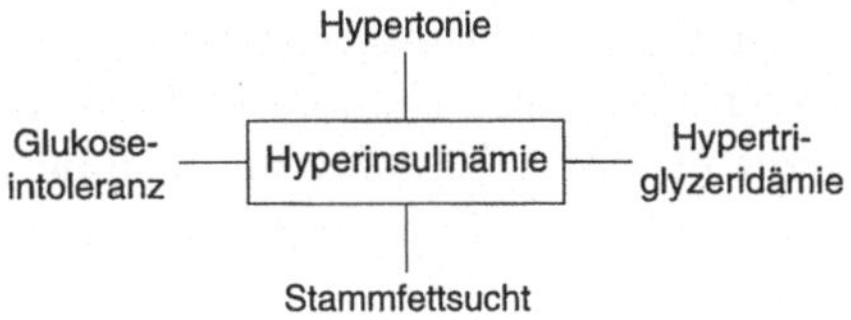

Abb. 11.2. Die klassischen kardiovaskulären Risikofaktoren als Spitzen des Eisbergs der Hyperinsulinämie. (Nach Black 1990)

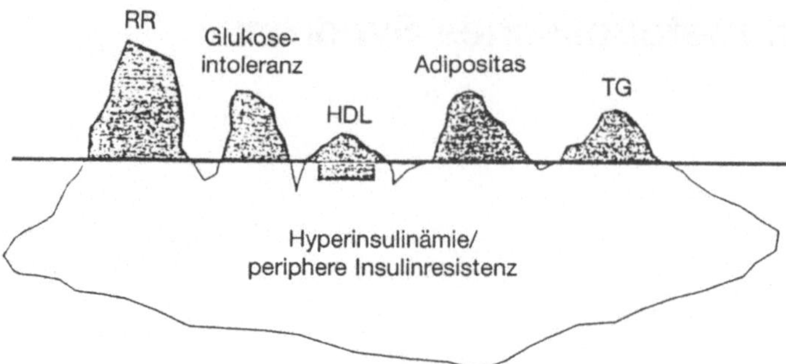

Abb. 11.2. Die klassischen kardiovaskulären Risikofaktoren als Spitzen des Eisbergs der Hyperinsulinämie. (Nach Black 1990)

wechsels wird wegen des selektiven partiellen Wirkungsverlustes des Insulins auf die muskuläre Glukoseaufnahme durch gesteigerte Insulinsekretion zunächst eine Kompensation erreicht. Die Folgen der kompensatorischen Hyperinsulinämie sind auf vielfältige Weise hypertensiogen, atherogen und diabetogen (Rett 1991).

In den großangelegten Hypertoniestudien konnte unter Therapie eine eindrucksvolle Reduktion der zerebrovaskulären Komplikationen, wie z. B. der Schlaganfallsinzidenz, erzielt werden. Nicht jedoch konnte die kardiale Morbidität - plötzlicher Herztod, kardiovaskuläre Ereignisse, myokardiale Erkrankungen - zumindestens nicht in gleichem Maße wie die zerebrovaskuläre Morbidität beeinflußt werden. Unbestritten ist jedoch, daß die Ausbildung der Arteriosklerose der epikardialen Herzkranzgefäße bei alleinigem Vorliegen des Risikofaktors arterielle Hypertonie nicht sehr häufig vorkommt; in sehr viel häufigerem Ausmaß liegt eine Kombination von kardiovaskulären Risikofaktoren vor. So ist die arterielle Hypertonie häufig gleichzeitig mit einer Störung des Fettstoffwechsels - Hypercholesterinämie, Dyslipoproteinämie, Hypertriglyzeridämie - und mit einer Störung des Glukosestoffwechsels - pathologischer Glukosetoleranztest, periphere Insulinresistenz, Hyperinsulinämie - vergesellschaftet.

Mehrere Studien, nicht zuletzt die Framingham-Studie, haben gezeigt, daß bei Vorliegen einer Glukoseintoleranz die kardiale Mortalität steigt und daß gleichzeitig die arterielle Hypertonie überproportional häufig vorkommt. Andererseits kommen bei Patienten mit manifester arterieller Hypertonie meist im Fastenzustand oder nach oraler Glukosebelastung höhere Seruminsulinkonzentrationen vor als bei Patienten mit normalem systemarteriellem Blutdruck. Auch ist die Beobachtung, daß Patienten mit Hyperinsulinämie im Laufe ihres Lebens eine arterielle Hypertonie überproportional häufig entwickeln, in der Zwischenzeit statistisch gesichert.

Die Insulinresistenz führt zur Hyperinsulinämie. Eine erhöhte Seruminsulinkonzentration ist erforderlich, um das glukosestoffwechselkompetente Gewebe zur Glukoseaufnahme zu veranlassen. So liegt in diesen Fällen eine periphere Insulinresistenz vor. Von der Verminderung der gestörten Glukoseaufnahme ist in diesen Fällen v. a. die Skelettmuskulatur betroffen.

Die Hyperinsulinämie ist nicht nur ein Zeichen der Insulinresistenz, sondern spielt eine eigenständige Rolle in der Pathogenese der essentiellen Hypertonie. Insulin beschleunigt die renale Reabsorption. Durch die Hyperinsulinämie kommt es zu einer Aktivierung des sympathischen Nervensystems. Das Seruminsulin spielt als Wachstumsfaktor eine bedeutende Rolle bei der Ausbildung der Mediahypertrophie, die ihrereits den peripheren Widerstand erhöht. Schon bei einem normalgewichtigen nichtdiabetischen Hypertoniker liegt in den meisten Fällen eine Glukoseverwertungsstörung bzw. Insulinresistenz vor (Dietze 1988).

Neben der dargestellten Beziehung zwischen Hyperinsulinämie/peripherer Insulinresistenz und arterieller Hypertonie besteht aber auch eine Verknüpfung zwischen Adipositas und arterieller Hypertonie. Übergewichtige haben häufiger als Normalgewichtige erhöhte Blutdruckwerte. Dies ist nicht ohne weiteres allein mit dem vergrößerten Oberarmumfang und damit meßtechnisch zu erklären, wie invasive Untersuchungen gezeigt haben. Vor allen Dingen sind Patienten mit androider Adipositas durch die Hyperinsulinämie und durch die arterielle Hypertonie in ihrer Lebensprognose bedroht. In diesem Patientengut kommt auch die Hyper-/Dyslipoproteinämie gehäuft vor. Die gynoide Form der Adipositas ist mit einem geringeren kardiovaskulären Risiko behaftet.

Bezüglich der Fettstoffwechselstörung zeigt sich, daß es sich in erster Linie um eine Dyslipidämie handelt. So ist meist die antiatherogene Lipidfraktion HDL („high density lipoproteins") vermindert und die proatherogene Fraktion LDL („low density lipoproteins") erhöht. Am besten wird diese Situation durch den HDL/LDL-Quotienten beschrieben.

Warum steigt der Blutdruck bei Hyperinsulinämie? Diese Frage ist z. Z. noch nicht ausreichend geklärt. Viele Hypothesen kommen jedoch in Frage. Insulin spielt eine Rolle im Elektrolythaushalt. So ist bei Hyperinsulinämie die renale Natriumrückresorption und damit der Serumnatriumspiegel erhöht. Insulin hat eine direkte Wirkung auf den Sympathikotonus via Hypothalamus.

Außerdem bewirkt Insulin eine intrazelluläre Erhöhung der Natrium- und Kalziumkonzentration. Bei erhöhter intrazellulärer Kalziumkonzentration kann es zu einer Vasokonstriktion in den peripheren Arteriolen kommen. So ist die erhöhte intrazelluläre Kalziumkonzentration bei Hyperinsulinämie von Bedeutung bei der Entwicklung der arteriellen Hypertonie.

Insulin hat eine wesentliche Bedeutung in der Ausbildung der Mediahypertrophie und gilt als Wachstumsfaktor der Media. Der hypertrophe Gefäßumbau führt zu einer Erhöhung des peripheren Widerstandes und damit auch zur Ausbildung einer arteriellen Hypertonie.

Für die Frage der sekundären Hypertonieerkrankungen hat die Kombination der arteriellen Hypertonie mit dem Diabetes mellitus eine ganz besondere Bedeutung. Auch die „Diabeteskomplikationen", wie Nephropathie und kardiovaskuläre Erkrankungen, wie auch die diabetische Retinopathie kommen bei der Kombination der Risikofaktoren in überproportionaler Häufigkeit vor. In Abhägigkeit von Alter, Diabetesdauer und Diabetestyp weisen bis zu 80% der Patienten erhöhte Blutdruckwerte auf (Jungmann 1991). Diese Tatsache hat nicht nur die oben aufgeführten Ursachen zur Grundlage; sondern beim

Diabetes mellitus kommt es zu einem erhöhten pressorischen Stimulus durch Angiotensin und Noradrenalin.

Bei gleichzeitigem Vorliegen eines Diabetes mellitus ist die antihypertensive Therapie überadditiv lebensverlängernd.

Die Kombination von arterieller Hypertonie, Fettstoffwechselstörung, Diabetes mellitus und androider Adipositas hat nicht nur für die Diagnostik, sondern auch für die Therapie eine wesentliche Bedeutung. So werden einige antihypertensive Therapieprinzipien – Diuretika, β-Blocker – angeschuldigt, den Glukosestoffwechsel und Fettstoffwechsel negativ zu beeinflussen. So haben die meisten Diuretika, die in den großen Studien zum Einsatz kamen, die Tendenz gezeigt, die Serumlipidkonzentration zu erhöhen. Dieses Problem ist aber sicher relativ zu betrachten, da der Kaliumelektrolythaushalt in den meisten Studien unberücksichtigt blieb und auch die hohen Diuretikadosen der Studien in der Alltagstherapie nicht angewandt werden. Die Frage, ob niedrigere Diuretikadosen geringere Stoffwechseleffekte verursachen, kann heute mit Sicherheit noch nicht beantwortet werden, ist aber wahrscheinlich. Diuretikabedingte Stoffwechselentgleisungen sind in der Regel Hypokaliämie-assoziiert und durch Anwendung kaliumsparender Diuretika-Kombinationen vermeidbar. Bei den β-Rezeptorenblockern ist der Mechanismus der Beeinflussung des Glukose- und Fettstoffwechsels unklar. β-Blocker führen zu einer Zunahme des α-adrenergen Tonus, der wiederum die Lipoproteinlipase hemmen könnte. Dieser Umstand würde auf den Stoffwechsel der Triglyzeride einen Einfluß haben. Die Triglyzeride für sich allein stellen jedoch nicht, sieht man von einer meist gleichzeitigen Erniedrigung der HDL-Fraktion ab, einen bedeutsamen Risikofaktor für die Ausbildung der Arteriosklerose dar. Allerdings reduzieren die β-Blocker auch die Insulinsensitivität, was zu einer Hyperinsulinämie führen könnte.

Sowohl die therapeutische als die genuine Verknüpfung der Stoffwechselprozesse läßt eine isolierte Betrachtung der therapeutischen Intervention nicht mehr zu. So führt die Hypercholesterinämie zu einer abnormen endothelabhängigen Gefäßrelaxation.

Die erhöhte sympathische Aktivität bei arterieller Hypertonie steigert ihrerseits die Insulinresistenz.

Ebenso häufig wie die Hypercholesterinämie ist, wie bekannt, die arterielle Hypertonie mit einer gestörten Glukosetoleranz assoziiert. Nimmt man die durch die Stoffwechselstörung induzierte Veränderung der Homöostase und der Blutgerinnung einschließlich der Veränderungen des Serumfibrinogenspiegels und der Plättchenfunktion hinzu, werden die Wechselwirkungen der genannten Systeme und ihrer Interaktionen sehr komplex.

Insulin ist ein wichtiger Wachstumsfaktor für die Zellen der Gefäßwand und führt, wie oben schon beschrieben, zu einer Mediahypertrophie und damit zu einer von der Peripherie abhängigen arteriellen Hypertonie.

Außerdem kann Insulin die Plasmacholesterinkonzentration und die Aktivität des sympathischen Nervensystems modulieren.

Insulin erhöht auch die Aktivität der LDL-Rezeptoren in den Fibroblasten (Klein 1992).

Für die Wertigkeit der Kombination der Risikofaktoren für die Ausbildung der Arteriosklerose gilt das attributale Risiko (s. unten).

Der Erkennung des Bluthochdrucks bei Patienten mit gestörter Glukosebelastungstoleranz kommt eine entscheidende Bedeutung zu, die darin begründet ist, daß die Exzeßmorbidität und -mortalität entscheidend von der makro- und mikrovaskulären Gefäßkomplikation abhängig ist. Bei der Kombination der Risikofaktoren Diabetes mellitus und arterieller Hypertonie ist das Risiko, fatale kardiale Ereignisse zu erleiden, überadditiv hoch. Gesellschaftet sich eine Hyper-/Dyslipoproteinämie hinzu, ist das Risiko eines tödlichen kardialen Ereignisses hoch. Diese Konstellation ist streng zu trennen von Folgeerkrankungen diabetischer Spätkomplikationen. So kann im Rahmen der diabetischen Nephropathie ein sekundärer renaler Hochdruck resultieren. Bei der Mehrzahl der Typ-II-Diabetiker besteht dagegen bereits vor der Diabetesmanifestation im Rahmen eines charakteristischen Risikoprofils des metabolischen Syndroms ein essentieller Hypertonus. So sollten der Erkennung der hypertensiven Blutdruckfehlregulation maximale diagnostische Bemühungen zukommen, um frühzeitige Therapieentscheidungen treffen zu können. Dem ABDM kommt dabei eine entscheidende frühdiagnostische Bedeutung zu.

Außerdem sollte bei den ersten Anzeichen einer glomerulären Schädigung medikamentöse therapeutische Intervention erfolgen. Therapieziel ist dann, den glomerulären Filtrationsdruck zu senken und zu einer möglichst optimalen Blutdruckeinstellung zu kommen. Die Mikro- und Makroangiopathie ist im wesentlichen abhängig von einem charakteristischen Risikoprofil – androgene Adipositas, arteriele Hypertonie, Glukoseintoleranz. Ursache dieser Häufung von Gefäßrisikofaktoren ist wahrscheinlich allein die Insulinresistenz/Hyperinsulinämie.

Unter Kenntnis der überadditiven Risikovermehrung für ein kardiovaskuläres Ereignis auf dem Boden einer Arteriosklerose sollte so früh wie möglich die Störung des Glukosestoffwechsels, des Fettstoffwechsels, aber auch die Störung der Blutdruckregulation gerade deswegen erkannt werden, weil in den Frühstadien eine effektive, die Sekundärkomplikationen vermeidende Therapie möglich ist (Dietze 1988).

Die Prävalenz der Hypertonie bei diabetischen Patienten ist wesentlich höher als bei Nichtdiabetikern. Die Ursachen der Entwicklung der Hypertonie sind unterschiedlich bei nichtinsulinabhängigem Diabetes mellitus (NIDDM) und insulinabhängigem Diabetes mellitus (IDDM). Im Unterschied zu Patienten mit einem insulinabhängigen Diabetes mellitus sind Patienten mit einem nichtinsulinabhängigen Diabetes mellitus bereits zum Zeitpunkt der Diagnosestellung überproportional häufig hypertensiv.

An den Gedanken der Komplexität miteinander in Kontakt stehender Organerkrankungen muß man sich gewöhnen. Ein erhöhter Blutdruck tritt z. B. häufig nicht isoliert auf, sondern als Bestandteil eines komplexen Gefüges mit metabolischen Risikofaktoren, Dys- und Hyperlipidämie sowie Glukoseintoleranz.

12. ABDM und Schwangerschaftshypertonie

Auch heute noch zählen Präeklampsie und Eklampsie zu den wichtigsten Ursachen der perinatalen Morbidität und Mortalität von Mutter und Kind, obwohl über die Entwicklung der antihypertensiven und antikonvulsiven Therapie die mütterliche und kindliche Sterblichkeit deutlich reduziert werden konnten. So wude auch durch prospektive Untersuchungen gezeigt, daß eine antihypertensive Behandlung während der Schwangerschaft in der Lage ist, bei milder Hypertonie die fetale Prognose günstig zu beeinflussen bzw. die Entstehung einer Propfgestose zu verhindern. Darüber hinaus können durch hypertensive Komplikationen gefährdete Schwangere früh erkannt werden.

Bei der sog. Spätgestose (EPH-Gestose) handelt es sich um eine an die Gravidität gebundene spezifische Systemerkrankung. Je nach Qualität der Schwangerenvorsorge schwanken die Literaturangaben zur Häufigkeit zwischen 10 und 20% (Siegenthaler 1987). Besonders gefährdet sind adipöse Patientinnen, Diabetikerinnen, Frauen mit Mehrlingsschwangerschaften sowie Schwangere mit früheren Nierenerkrankungen (Schmidt-Matthiesen 1979). Hypertonie, Ödeme und Proteinurie sind Hauptsymptome der EPH-Gestose (Edema, Proteinuria, Hypertension), die auch als präeklamptischer Zustand bezeichnet wird. Ödeme werden jedoch bei einem hohen Prozentsatz der Schwangeren als Folge venöser Abflußbehinderungen durch den graviden Uterus gefunden, und eine Proteinurie kann auch während normaler Schwangerschaft als Zeichen einer asymptomatischen Bakteriurie auftreten. Für Diagnose und Therapie setzt sich deshalb eine Einteilung der Hypertonieformen während der Schwangerschaft als Leitsymptom der Präeklampsie durch:

1) Idiopathische Präeklampsie (Gestose) bzw. Eklampsie: schwangerschaftsbedingte Hypertonie, ggf. mit Proteinurie, Auftreten nach der 20. Schwangerschaftswoche; meist jüngere Erstgebärende.
2) Chronische Hypertonie: meist essentiell, selten sekundär, überwiegend schon vor der Schwangerschaft bestehend, bekannt oder bisher nicht erkannt, i. allg. bei älteren Erstgebärenden oder bei Mehrgebärenden.
3) Chronische Hypertonie mit sog. Aufpropfgestose: Zunahme einer präexistenten chronischen Hypertonie und Proteinurie; zumeist ältere bzw. Mehrgebärende; z. T. vor der 24. Schwangerschaftswoche.
4) Späte, passagere Hypertonie: ohne Proteinurie, Auftreten peripartal, Normalisierung des Blutdrucks innerhalb von 10 Tagen nach der Entbindung (nach dem Vorschlag des American College of Obstetricians and Gynecologists; Wolff u. Weihrauch 1988; Siegenthaler 1987).

Gestose und Eklampsie können nach klinischen Gesichtspunkten (Schweregrad der Hypertonie, Proteinurie, zentrale Symptome) graduell unterschieden werden in leichte, mittelschwere und schwere Gestose sowie drohende Eklampsie (Präeklampsie im engeren Sinne) und Eklampsie. Der Symptomenkomplex der Präeklampsie kann bei 1) bis 3) (s. oben) auftreten und beinhaltet aufgrund des Fortschreitens zur Eklampsie ein unmittelbares Risiko für die Mutter durch Blutungen im ZNS, Amaurose, Nierenversagen. Vor allem für das Kind stellt sich die Prognose im Rahmen der Pfropfgestose (Anteil von etwa 10–30%) als besonders ungünstig dar. Das kindliche Risiko der Totgeburt und perinatalen Mortalität liegt hier über 20%, bei der idiopathischen Gestose und chronischen schwangerschaftsunabhängigen Hypertonie ebenfalls erhöht um 10%. Die benigne passagere Schwangerschaftshypertonie läßt kein eindeutig erhöhtes mütterliches oder kindliches Risiko erkennen. Allerdings deuten Verlaufsbeobachtungen darauf hin, daß Patientinnen mit passagerer (transitorischer) Hypertonie in der Schwangerschaft später eine essentielle Hypertonie entwikkeln, die durch die Schwangerschaft demaskiert wurde.

Der Verlauf des schwangerschaftsinduzierten Hochdrucks kann gewissen Stadien zugeordnet werden:

In der Frühphase wird zunächst i. allg. isoliert eine Hypertonie festgestellt. Allerdings lassen nur regelmäßige Blutdruckmessungen bei der Schwangeren dieses erste Zeichen des Risikos für Mutter und Kind aufdecken.

Im nächsten Stadium wird eine Proteinurie (zumeist mehr als 300–500 mg/24 h) nachweisbar. Diese leicht- bis mittelgradige Präeklampsie kann durch zusätzliche Entwicklung zentralnervöser Symptome, wie Schwindel, Kopfschmerz, Sehstörungen, Übelkeit und Erbrechen, Hyperreflexie und motorische Unruhe, zur schweren Präeklampsie fortschreiten.

Unabhängig von der Blutdruckhöhe kann sich das Stadium der Eklampsie mit generalisierten Konvulsionen oder komatösen Zuständen anschließen. Die Prognose verschlechtert sich mit der Häufigkeit der Anfälle.

Die vielgestaltigen Symptome sind Ausdruck der Beteiligung zahlreicher Organe. Veränderungen des arteriellen Gefäßsystems führen zum Bluthochdruck, zur Schädigung der Niere, zur Proteinurie, zum Anstieg der Harnsäurekonzentration im Serum und zur eingeschränkten glomerulären Filtrationsrate. Eine Beteiligung des zentralen Nervensystems manifestiert sich durch Kopfschmerz, motorische Unruhe, Sehstörungen, Schwindelgefühl und schließlich Konvulsionen. Zum Schluß werden als schwerwiegende Komplikationen mit einem hohen Risiko für die Mutter Zeichen der Leberschädigung mit Transaminasenanstieg, Abnahme der Prothrombinsynthese sowie Beteiligung des Gerinnungssystems mit Mikrothrombenbildung beobachtet.

Als Sonderform der Eklampsie geht das sog. HELLP-Syndrom (Hemolysis, Elevated liver enzymes, Low platelet count) mit einer hohen perinatalen Mortalität einher (Kramer 1991).

Als Ursache der Präeklampsie wird nach derzeitigem Kenntnisstand v. a. eine Störung der uteroplazentaren Funktion angesehen, wobei eine Minderdurchblutung des uteroplazentaren Blutstromgebietes besonders bei jungen Frauen mit noch nicht vollständig entwickeltem uterinem Gefäßgebiet eine wesentliche Rolle zu spielen scheint. Als Folge auftretende, meist irreversible Veränderungen der Plazentazotten führen zu Entwicklungsstörungen, v. a. zu Wachstumsretardierung des Fetus. Weiterhin diskutiert werden eine immunologische Störung mit fehlerhafter mütterlicher Immunantwort auf den Trophoblasten bzw. Fetus sowie intravaskuläre Gerinnungsstörungen mit gesteigerter Thrombozytenaggregation und disseminierter intravasaler Koagulation, die zur Plazentaischämie und -infarzierung beitragen dürften. Ein genetischer Defekt mit vererbter Disposition zur Präeklampsie und Eklampsie scheint möglich zu sein. Schließlich kommt ursächlich auch die Bildung hormoneller, pressorisch wirksamer Substanzen in Betracht.

Die normale Schwangerschaft ist durch erhebliche hämodynamische und endokrine Veränderungen im Rahmen physiologischer Adaptationsvorgänge gekennzeichnet, die bei der Blutdruckregulation von Bedeutung sind.

In der Frühschwangerschaft kommt es zunächst zu einem Abfall vorwiegend des diastolischen Drucks mit niedrigsten Werten im 2. Trimenon, die durchschnittlich etwa 10 mm Hg unter den Ausgangswerten beim Schwangerschaftsbeginn liegen (Abb. 12.1). Die Werte steigen dann nach der 22. Schwangerschaftswoche bis zur Entbindung wieder an, um nun wieder die Ausgangsblutdruckwerte zu erreichen (Kramer 1991; Öney 1990). Der mittlere arterielle Blutdruck (MAD = diastolischer Blutdruck + 1/3 der Blutdruckamplitude) fällt im 1. bzw. zu Beginn des 2. Trimenons stetig, erreicht in der 22. Schwangerschaftswoche den niedrigsten Wert und steigt bis zur Entbindung wieder an. Das beschriebene Verhalten erklärt die Normalisierungstendenz der Blutdruckwerte im 2. Trimenon bei Schwangeren mit leichtem Grad einer Hypertonie. Eine vorbestehende chronische Hypertonie kann somit leicht übersehen werden. Diese Patientinnen bedürfen einer intensiven Schwangerenvorsorge, um ggf. bei ihnen einen erneuten Blutdruckanstieg im weiteren Schwangerschaftsverlauf erfassen zu können.

Insgesamt ergeben sich hinsichtlich des Blutdruckverhaltens der Schwangeren aufgrund beschriebener Vorgänge andere Maßstäbe bei Festsetzung der Normgrenzen. So ist bei Vorliegen eines diastolischen Blutdrucks über 95 mm Hg im 3. Trimenon ein Bluthochdruck festzustellen, ebenso bei einem mittleren arteriellen Blutdruck (MAD) über 95 mm Hg. Öney konnte in einer Studie 1983 zeigen, daß bereits Schwangere mit einem MAD-II-Wert (mittlerer arterieller Blutdruck im 2. Trimenon) von 90 mm Hg oder mehr signifikant häufiger an einer Präeklampsie erkranken als Frauen mit einem niedrigeren

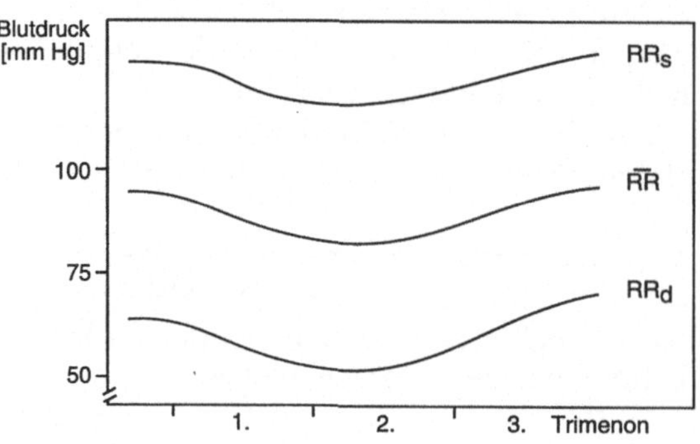

Abb. 12.1. Verhaten des systolischen (RR_s) und diastolischen (RR_d) Blutdrucks und des arteriellen Mitteldrucks ($\overline{RR}$) im Verlauf der normalen Schwangerschaft. (Nach Kramer 1991)

MAD-II-Wert. Weitere epidemiologische Studien weisen auf eine erhöhte perinatale kindliche Mortalität ab einem arteriellen Mitteldruck von 95 mm Hg im 3. Trimenon hin. Als weitere Kriterien eines Schwangerschaftshochdrucks gelten die Zunahme des systolischen Blutdrucks um 30 mm Hg bzw. des diastolischen Blutdrucks um 15 mm Hg über den niedrigsten während der bisherigen Schwangerschaft gemessenen Blutdruckwerten (Kramer 1991).

Die Ursachen für das Blutdruckverhalten bei Schwangerschaftshypertonie sind letztendlich unklar. Eine bedeutsame Rolle spielt der periphere Gefäßwiderstand und seine Reagibilität auf pressorische Reize. Im Rahmen einer normalen Schwangerschaft findet sich eine spezifische Unempfindlichkeit gegenüber Angiotensin II. Als Erklärungsversuche für diese Feststellung gelten eine Abnahme („Downregulation") der Zahl an Angiotensin-II-Rezeptoren, eine endogene Besetzung (Präokkupation) der Rezeptoren sowie eine gesteigerte vaskuläre und uterine Prostacyclinsynthese (PGI_2). Mitverantwortlich für die allgemeine Vasodilatation in der 2. Hälfte der Schwangerschaft könnte die uteroplazentare Durchblutung im Sinne einer arteriovenöse Fistel sein (Kramer 1991; Öney 1990).

Bei gleichzeitiger renaler Retention von Natrium wird im Schwangerschaftsverlauf das Gesamtkörperwasser um ca. 8 l erhöht (6 l extrazelluläre, 2 l intrazelluläre Flüssigkeit); Plasmavolumen und Herzzeitvolumen nehmen um 25–50% zu (Siegenthaler 1987; Kramer 1991). Die Serumkreatininkonzentration sinkt ab, so daß bereits hochnormale Werte auf eine beginnende Niereninsuffizienz hin verdächtig sind. Die Plasmareninaktivität ist bis zum Schwangerschaftsende erhöht.

Bei der schwangerschaftsinduzierten Hypertonie wurde eine gesteigerte Empfindlichkeit der Gefäße gegenüber exogen zugeführten Angiotensin II beschrieben (Öney 1990; Kramer 1991). Der Einfluß zentraler Regulationsmechanismen und zirkulierender hormoneller Substanzen, die vasopressorische Reize vermitteln, könnte bedeutsam sein. Öney (1990) hält eine Beteiligung des zentralen Nervensystems an der Pathogenese der hypertensiven Schwangerschaftskomplikationen in Form einer abgeschwächten dopaminergen Aktivität für möglich. Die erhöhte Ansprechbarkeit gegen Angiotensin II konnte bei seinen Untersuchungen durch orale Gaben von L-Dopa abgeschwächt werden, wahrscheinlich im Sinne einer zentral vermittelten Dämpfung der Sympathikusaktivität. Die Blutdrucksteigerung bei der Präeklampsie ist insgesamt gekennzeichnet durch Zunahme des systemischen peripheren Gefäßwiderstandes bei weitgehend unverändert hohem Herzzeitvolumen und Abnahme des Plasmavolumens bei gleichzeitiger Hämokonzentration; das interstitielle Flüssigkeitsvolumen bleibt jedoch erhöht (Kramer 1991; s. Abb. 12.2). Der bei normaler Schwangerschaft nachweisbare Anstieg von renalem Plasmafluß und glomerulärer Filtrationsrate fehlt bei schwangerschaftsinduzierter Hypertonie, so daß eine im oberen Normbereich angesiedelte Serumkreatininkonzentration Ausdruck einer erheblich reduzierten glomerulären Filtrationsrate sein kann. Als Ausdruck einer weiteren Nierenschädigung kann eine unselektive glomeruläre Proteinurie von mehr als 300–500 mg/24 h bis hin zum nephrotischen Syndrom auftreten. Die Unfähigkeit, übermäßig zugeführtes Kochsalz entsprechend zu eliminieren, sowie eine reduzierte Harnsäureclearance, wird als Ausdruck der

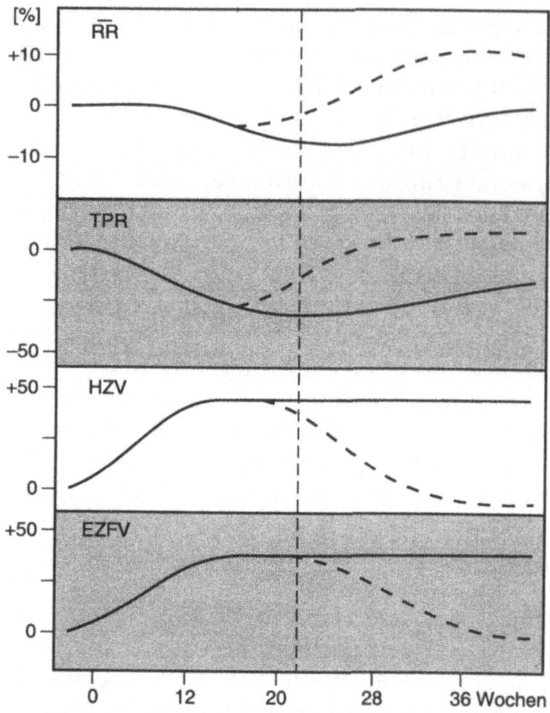

Abb. 12.2. Prozentuale Änderung von arteriellem Mitteldruck (*RR*), peripherem Gesamtwiderstand (*TPR*), Herzzeitvolumen (*HZV*) und extrazellulärem Flüssigkeitsvolumen (*EZFV*) bei schwangerschaftsinduziertem Hochdruck (----) im Vergleich zu entsprechenden Änderungen während der normalen Schwangerschaft (——). (Nach Kramer 1991)

gestörten exkretorischen Nierenfunktion gewertet. Die Plasmareninaktivität wird bei der Präeklampsie im Gegensatz zur normalen Schwangerschaft trotz relativer intravasaler Hypovolämie erniedrigt gefunden. Die uteroplazentare Synthese von Prostacyclin (PGI_2, vasodilatorisch, Hemmung der Plättchenaggregation) ist eingeschränkt bei gesteigerter Bildung von Thromboxan A_2 (TXA_2, vasokonstriktorisch, Förderung der Plättchenaggregation; Kramer 1991).

Die zirkadiane Rhythmik des Blutdrucks wird auch in der normalen Schwangerschaft beibehalten (Seligmann 1971) mit Blutdruckabfall nachts während der Schlafphase wie bei Nichtschwangeren (Abb. 12.3). Bedeutsam für die Diagnose einer Präeklampsie ist nicht nur die absolute Höhe des systolischen, diastolischen und mittleren arteriellen Blutdrucks, sondern sind auch Veränderungen der zirkadianen Rhythmik.

Margulies et al. (1989) konnten mit ihren nichtinvasiven 24-h-Blutdruckmessungen bei gesunden Schwangeren einen Anstieg des Blutdrucks von ca. 9 Uhr morgens bis zu einem Gipfel zwischen 19 und 22 Uhr zeigen, bei signifikantem Blutdruckabfall zu nächtlichen Schlafzeiten. In einer weiteren Untersuchung von Schrader et al. (1991) war bei normotonen schwangeren Patientinnen ebenfalls ein typischer nächtlicher Blutdruckabfall nachweisbar mit niedrigsten Werten zwischen 2 und 4 Uhr morgens. Die niedrigsten systolischen Werte fielen teilweise unter 100 mm Hg ab, die niedrigsten diastolischen Werte wurden zu 50 mm Hg bestimmt. Ein Unterschied zwischen dem 1., 2. und 3. Trimenon bestand bei Berücksichtigung der Schwangerschaftsdauer nicht. Vergleicht man

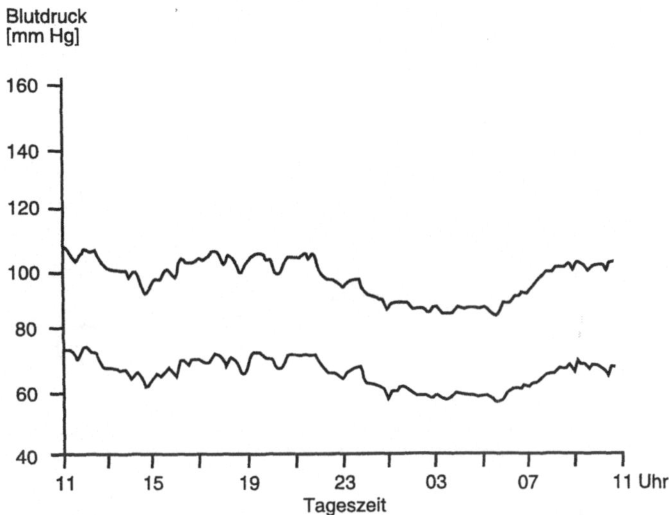

Abb. 12.3. Zirkadianer Rhythmus des mittleren systolischen und diastolischen Blutdrucks bei 16 normotensiven Schwangeren. (Nach Öney 1990)

das Blutdrucktagesprofil in der 36. Schwangerschaftswoche mit dem in der 28. Schwangerschaftswoche bei gesunden Schwangeren und erhaltenem zirkadianem Rhythmus, so wird ein leichter, aber signifikanter Anstieg der mittleren systolischen Blutdruckwerte in den späten Nachmittagsstunden und in der Nacht gefunden (Redman et al. 1976).

Schrader (1991) fand bei Patientinnen mit einer Schwangerschaftshypertonie einen insgesamt abgeflachten Blutdruckkurvenverlauf. Systolisch wurden 130 mmHg, diastolisch 80 mmHg zu keinem Zeitpunkt unterschritten. Zwischen den Werten am frühen Morgen (8–12 Uhr) und den nächtlichen Blutdruckwerten fand sich kein statistisch signifikanter Unterschied. Alle untersuchten normotonen Schwangeren wiesen einen nächtlichen Blutdruckabfall auf, während bei 15 von 19 hypertonen Schwangeren ein nächtlicher Blutdruckabfall abwesend oder nur gering ausgeprägt war, bei Patientinnen mit schwerer Gestose sogar fehlte (Abb. 12.4).

Darüber hinaus stellte Seligman (1971) bei Patientinnen mit einer vorbestehenden chronischen essentiellen Hypertonie einen besonders deutlichen nächtlichen Blutdruckabfall fest; Patientinnen mit Präeklampsie wiesen dagegen eine erheblich geringere nächtliche Abnahme der mittleren Blutdruckwerte auf. In einer Reihenuntersuchung (Sawyer et al. 1981) waren vergleichbare Ergebnisse erhältlich: Der systolische Blutdruck fiel während der Schlafphase am deutlichsten bei Schwangeren mit vorbestehender essentieller Hypertonie ab. Bei Schwangeren mit schwerer Präeklampsie war der zirkadiane Rhythmus aufgehoben, bei diesen Patientinnen wurde die größte Labilität im Sinne von Kurzzeitschwankungen der Blutdruckmeßwerte gefunden. Öney (1990) beschrieb einen eindeutig erhaltenen, zirkadianen Rhythmus mit Abfall des systolischen und diastolischen Blutdrucks während der Schlafphase bei Patien-

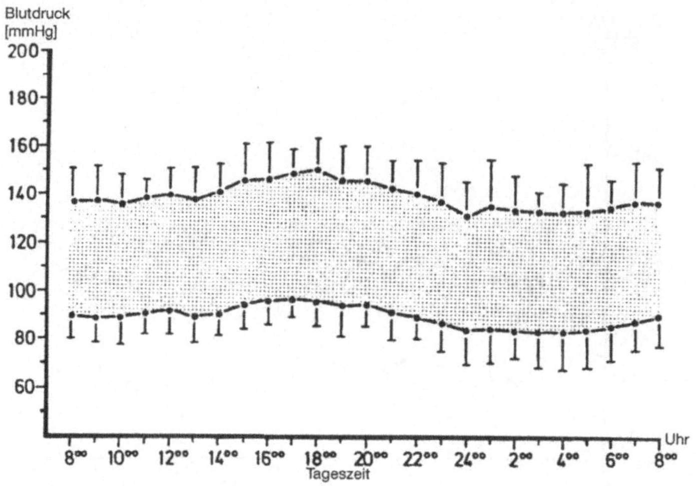

Abb. 12.4. Stündliche Mittelwerte und Standardabweichungen der 24-h-Blutdruckregistrierung bei 19 Patientinnen mit einer Schwangerschaftshypertonie. (Nach Schrader 1991)

tinnen mit leichter Präeklampsie entsprechend Ergebnissen von Sawyer (1981). Bei Fällen schwerer Präeklampsie muß mit nächtlichen Blutdruckspitzen bzw. einer Umkehr des Blutdrucks nach Mitternacht gerechnet werden (Dame et al. 1977; Redman 1976; Sawyer 1981; Abb. 12.5).

Auch bei kritischer Betrachtungsweise der bis heute durchgeführten Blutdruckuntersuchungen bei Schwangeren hinsichtlich Kurz- und Langzeitvariabilität im Verlauf der Gravidität sowie 24-h-Rhythmus des Blutdrucks sind Schlußfolgerungen erlaubt:

- Bei normaler Schwangerschaft, Graviden mit vorbestehender essentieller Hypertonie und solchen mit leichter Präeklampsie kann vom Bestehen eines zirkadianen Blutdruckrhythmus mit nächtlichen Blutdruckabfall, insbesondere während der Schlafphase, ausgegangen werden (Murnaghan et al. 1980; Redman 1976; Sawyer 1981; Seligman 1971; Dame 1977).
- Bei Schwangeren mit leichter Präeklampsie wird ein geringeres Ausmaß des nächtlichen Blutdruckabfalls beschrieben.

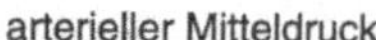

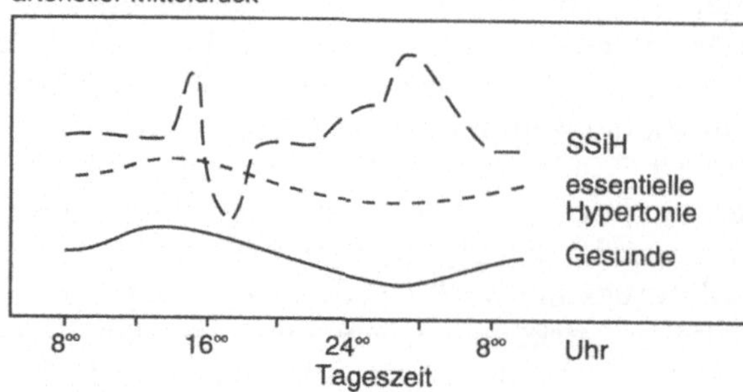

Abb. 12.5. Schematische Darstellung der gestörten Blutdrucktagesrhythmik bei schwangerschaftsinduziertem Hochdruck (*SSiH*) im Vergleich zur Aufzeichnung bei gesunden Personen und bei Patienten mit essentieller Hypertonie. (Nach Kramer 1991)

- Gesunde Schwangere weisen gegen Ende der Schwangerschaft, verglichen mit dem 2. Trimenon, eine leichte physiologische Zunahme des systolischen und diastolischen Blutdrucks mit Akzentuierung der Blutdruckerhöhung in den späten Nachmittagsstunden auf. Im Gegensatz dazu zeigen Frauen mit schwerer Präeklampsie eine Umkehr des zirkadianen Rhythmus bzw. nächtliche Blutdruckspitzen oder eine anhaltende Erhöhung des Blutdrucks auch während der gesamten Schlafphase.
- Genuine Gestosen und Pfropfgestosen scheinen sich in der 24-h-Blutdruckvariabilität zu unterscheiden (Schächinger et al. 1992).

Bei Würdigung dieser Erkenntnisse empfiehlt sich für die Praxis konsequenterweise die Beachtung folgender Gesichtspunkte:

Überwachung und Therapie bei Schwangerschaftshypertonie müssen einer Veränderung der zirkadianen Blutdruckrhythmik Rechnung tragen. Insbesondere Patientinnen mit schwerer Präeklampsie sind nachts bezüglich Hypertonie und hypertensiver Krisen gefährdet. Es müssen deshalb mehrfach am Tag, besonders jedoch abends und ggf. nachts, Blutdruckkontrollen erfolgen; lediglich morgens durchgeführte Blutdruckmessungen können nicht als repräsentativ angesehen werden. Der umgekehrt zirkadiane Rhythmus bei schwerer Präeklampsie erfordert die chronopharmakologische Anpassung der antihypertensiven Therapie, z. B. mit zusätzlicher Gabe einer Abenddosis.

Die EPH-Gestose bzw. Präeklampsie sowie die Eklampsie verschlechtern nachgewiesenermaßen die kindliche und mütterliche Prognose hinsichtlich Morbidität und Mortalität. Das 24stündige ambulante Blutdruckmonitoring trägt entscheidend zur Aufdeckung einer arteriellen Hypertonie bei und ist somit äußerst hilfreich bei der Verhinderung schwerwiegender hypertensiver Schwangerschaftskomplikationen. Das ABDM wird eine zunehmende Bedeutung bei der Gestaltung einer adäquaten antihypertensiven Therapie gewinnen und zur verbesserten Prognose von Mutter und Kind bei Schwangerschaftshypertonie beitragen.

Zusammenfassung

Die arterielle Hypertonie in der Schwangerschaft zeigt eine hohe Gefährdung von Mutter und Kind an. Als Leitsymptom dient das Blutdruckverhalten zur Einteilung der sogenannten EPH-Gestose bzw. Präeklampsie. Blutdruckwerte ab 135/85 mm Hg gelten im 2. Trimenon als pathologisch, ebenso Anstiege des systolischen Blutdrucks um mehr als 30 mm Hg oder des diastolischen Blutdrucks um mehr als 15 mm Hg über die bisherigen niedrigsten Werte während der Schwangerschaft. Die zirkadiane Rhythmik des Blutdrucks wird in der normalen Schwangerschaft beibehalten, die nächtliche Absenkung des Blutdrucks fällt bei leichter Präeklampsie geringer aus. Bei Patientinnen mit schwerer Präeklampsie oder Eklampsie kommt es zu nächtlichen Blutdruckspitzen bzw. zu einer Umkehr des Blutdruckabfalles in der Nacht; betroffen ist v. a. der systolische Blutdruck. Insgesamt ist für die Diagnosestellung einer schwangerschaftsspezifischen Hypertonie bei EPH-Gestose bzw. Präeklampsie nicht nur die absolute Höhe des Blutdrucks bedeutsam, sondern auch Veränderungen der zirkadianen Rhythmik. Das 24stündige ambulante Blutdruckmonitoring spielt eine zunehmend große Rolle bei der Aufdeckung einer arteriellen Hypertonie als möglichem erstem Indikator einer EPH-Gestose und erlaubt eine adäquate, an die zirkadiane Rhythmik angepaßte, antihypertensive Therapie. Die durch Bluthochdruckkomplikationen belastete Prognose von Mutter und Kind kann mittels ABDM verbessert werden.

13. ABDM und sekundäre Hypertonieformen

Die essentielle Hypertonie stellt die weitaus häufigste Hypertonieform dar und wird bei über 90% der Bluthochdruckpatienten gefunden. Das Erkennen sog. sekundärer Hypertonien ist jedoch von großer Bedeutung, da es sich hier zum größten Teil um kausal behandelbare Erkrankungen handelt.

Bis zum 3. bis 4. Lebensjahrzehnt finden wir als Hypertonieursache vorwiegend angeborene kardiovaskuläre, endokrine sowie renovaskuläre Bluthochdruckformen mit fibromuskulärer Hyperplasie. Bei älteren Patienten werden v. a. erworbene vaskuläre bzw. arteriosklerotische, renalparenchymatöse und renovaskuläre Hypertonien auf arteriosklerotischer Basis angetroffen (Roskamm u. Reindell 1989).

Folgende Einteilung der Hochdruckformen ist gebräuchlich:

I. Primäre oder essentielle Hypertonie
II. Sekundäre Hypertonien

1) Renale Hypertonie
- Renovaskuläre Hypertonie: fibromuskuläre oder arteriosklerotische Veränderungen der großen Nierenarterien oder Segmentarterien
- Renoparenchymatöse Hypertonie:
  - -- akute und chronische Glomerulonephritis (einschließlich Morbus Schönlein-Henoch, Goodpasture-Syndrom)
  - -- chronische Pyelonephritis
  - -- Nierentuberkulose
  - -- chronische interstitielle Nephritis (bei Gicht oder Phenacetinabusus)
  - -- Nierenbeteiligung bei Diabetes mellitus (Kimmelstiel-Wilson)
  - -- Nierenbeteiligung bei Kollagenosen (Lupus erythematodes, Panarteriitis nodosa, Sklerodermie, Dermatomyositis)
  - -- Nierenzysten, Nierentumoren
  - -- Niereninfarkt
  - -- Hydronephrose
  - -- Nierenamyloidose

2) Endokrine Hypertonie
- Phäochromozytom (Neuroblastom, Ganglioneurom, Phäochromoblastom)
- Cushing-Syndrom
- Conn-Syndrom (primärer Hyperaldosteronismus)
- Enzymdefekte in der Kortisol- bzw. Aldosteronbiosynthese

- Hyperreninismus
- Hyperthyreose
- Hyperparathyreodismus
- Akromegalie

3) *Kardiovaskuläre Hypertonie*
- Aortenisthmusstenose
- Aorteninsuffizienz
- totaler atrioventrikulärer Block
- Arteriosklerose (Windkesselhypertonie)
- hyperkinetisches Herzsyndrom
- arteriovenöse Fistel

4) *Neurogene Hypertonie*
- Hirntumoren
- Hirngefäßleiden
- Infektionskrankheiten (Enzephalitis, Meningitis, Poliomyelitis, Diphtherie)
- Polyneuritis (Porphyrie, Thalliumintoxikation, Beriberi)
- dienzephales Syndrom

5) *Schwangerschaftshypertonie*
- Erstmanifestation einer essentiellen Hypertonie (alte Schwangere)
- Präeklampsie, Eklampsie

6) *Hypertonie bei Blutkrankheiten*
- Polycythaemia vera
- Polyglobulie
- (Anämie)

7) *Hypertonie durch Medikamente*
- Lakritze und Carbenoxolon (Pseudo-Conn-Syndrom)
- Ovulationshemmer
- Monoaminoxidasehemmer und gleichzeitiger Genuß von Käse (Tyramin): „cheese disease" (nach Roskamm u. Reindell 1989)

Insgesamt überwiegt bei den sekundären Hochdruckformen bei weitem die renale Hypertonie. Unterschieden wird die renovaskuläre von der renalparenchymatösen Form. Bei ersterer werden vorzugsweise bei jüngeren Patienten pathologisch-anatomisch fribromuskuläre Hyperplasien gefunden, die von arteriosklerotischen Veränderungen älterer Hypertoniker abgegrenzt werden müssen. Arteriosklerotisch entstandene Nierenarterienstenosen stellen mit Abstand den Hauptanteil renovaskulärer Hypertonien (Siegenthaler 1987).

Endokrine Hypertonien sind insgesamt seltene (Häufigkeit unter 1%), durch einen Hormonüberschuß bedingte Hochdruckformen. Das Phäochromozytom ist durch stark schwankende Blutdruckwerte charakterisiert, normotensive Intervalle sind jedoch möglich. Bei zahlreichen Patienten liegt allerdings eine Dauerhypertonie vor; gefährlich sind krisenartige Blutdruckanstiege. Die vermehrte Katecholaminausschüttung aus Tumoren, die sich von chromaffinen Zellen des Nebennierenmarks oder des Sympathikusgrenzstranges ableiten, gilt als gesicherte Ursache (Wolff u. Weihrauch 1988; Anlauf 1986). Dem Conn-Syndrom liegt eine abnorm gesteigerte Bildung von Aldosteron zugrunde; hier dürfte eine gesteigerte Natrium- und Wasserretention in der Niere eine entscheidende Rolle bei der Hochdruckentwicklung spielen. Das Cushing-Syndrom beruht auf einer Kortisolüberproduktion, wobei die Prävalenz der Hypertonie zwischen 64% bei hypothalamisch-hypophysärer Ursache) und bis zu 100% beim Nebennierenrindenkarzinom und ektoper ACTH-Bildung schwankt (Greminger et al. 1982).

Normotensive Personen und Patienten mit essentieller Hypertonie zeigen bei Registrierung über 24 h einen typischen Blutdruckverlauf. In den ersten Stunden des Schlafes fällt der Blutdruck kontinuierlich ab, um dann in der Aufwachphase wieder anzusteigen bis zu einem Maximum am Vormittag. Im weiteren Tagesverlauf nimmt der Blutdruck allmählich wieder ab bis zu einem weiteren Gipfel in den Abendstunden (Shaw et al. 1963; Drayer et al. 1982; Millar-Craig et al. 1978). Bei dem so beschriebenen typischen zirkadianen Blutdruckprofil handelt es sich nicht um einen rein endogenen Rhythmus (intrinsisch). Der Blutdruck korreliert vielmehr mit dem Aktivitätsgrad und folgt somit z.B. Veränderungen des Arbeits- und Schlafrhythmus bei Schichtarbeit (Baumgart et al. 1989; Middeke et al. 1989). Ein zirkadianer Rhythmus – von manchen Autoren auch als diurnaler Rhythmus beschrieben – bleibt jedoch noch erkennbar.

Die zirkadiane Blutdruckrhythmik bleibt auch bei der essentiellen Hypertonie erhalten, die Blutdruckwerte liegen jedoch auf einem höheren Niveau. Der Tag-Nacht-Rhythmus des Blutdrucks von normotonen Gesunden wurde nicht wesentlich als unterschiedlich gefunden von dem von Patienten mit essentieller, auch schwerer Hypertonie (Mancia et al. 1983; Schrader 1989). Mittlerweile existieren jedoch zahlreiche Untersuchungen zum Verhalten des 24-h-Blutdruckrhythmus auch bei sekundärer Hypertonie. Die bisher gewonnenen Erkenntnisse lassen durchaus Konsequenzen für die Diagnostik und Therapie sekundärer Bluthochdruckformen zu.

Patienten mit sekundärer Hypertonie weisen im Vergleich zu normoteniven Patienten und Patienten mit primärer Hypertonie ein verändertes 24-h-Blutdruckprofil auf (Abb. 13.1). Schrader veröffentlichte 1991 eine Untersuchung von 409 Patienten, von denen 201 eine essentielle und 172 eine sekundäre Hypertonie hatten. Die Patienten mit essentieller Hypertonie zeigten das typische 24-h-Blutdruckprofil mit den höchsten Werten am Morgen, gefolgt von einem leichten Abfall, einem zweiten Gipfel in den Abendstunden sowie einem deutlichen nächtlichen Blutdruckabfall und Wiederanstieg kurz vor dem Erwachen. Bei den Patienten mit sekundärer Hypertonie wurde ein aufgehobener Rhythmus mit deutlicher Abflachung des Tag-Nacht-Profils gefunden. Insgesamt war ein nächtlicher Blutdruckabfall (>15 mmHg systolisch und diastolisch) bei 98,5% der Patienten mit essentieller Hypertonie nachweisbar, dieser fehlte jedoch bei 70% der Patienten mit sekundärer Hypertonie (Abb. 13.2). Besonders eindrucksvoll waren die Ergebnisse bei Patienten mit Phäochromozytom und diabetischer Nephropathie (nächtlicher Blutdruckanstieg bei Phäochromozytom, intermittierende Blutdruckspitzen bei diabetischer Nephropathie, möglicherweise ursächlich durch die diabetische Neuropathie bedingt). Pathophysiologisch wird die aufgehobene bzw. abgeflachte zirkadiane Rhythmik mit einer tageszeitlichen unabhängigen Aktivierung der zu sekundä-

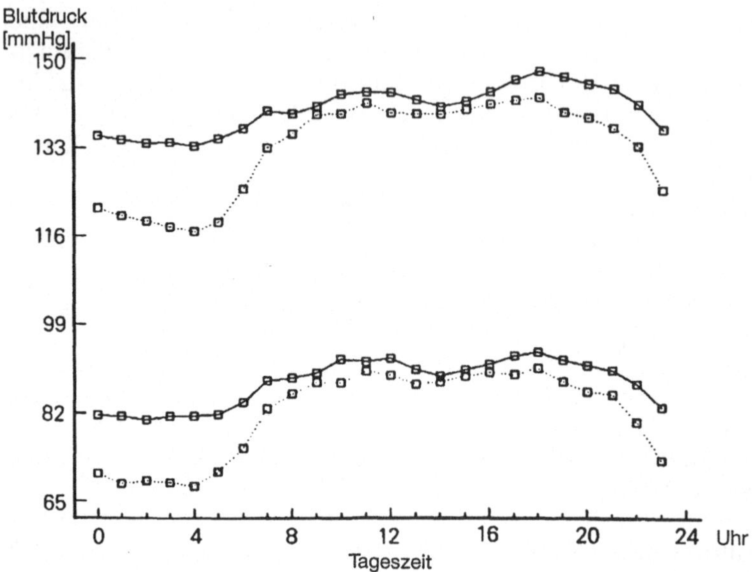

Abb. 13.1. Stündliche Mittelwerte des systolischen und diastolischen Blutdrucks bei primärer (----; n = 88) und sekundärer (——; n = 80) Hypertonie. (Nach Baumgart 1989)

rer Hypertonie führenden pressorischen Faktoren erklärt (z. B. Katecholamine, Aldosteron, Renin).

Immunsuppressive Therapie mit Cyclosporin A oder Kortikoiden wird als Grund für Veränderungen des zirkadianen Blutdruckrhythmus bei nierentransplantierten Patienten diskutiert, ähnlich den Ergebnissen bei Patienten nach Herztransplantation (Reeves et al. 1986; Wenting et al. 1987). Die antihypertensive Therapie mit β-Blockern, Kalziumantagonisten, ACE-Hemmern oder Diuretika scheint den Blutdruckrhythmus selbst nicht wesentlich zu beeinflussen (Schrader 1988, 1989). Die Höhe des Blutdrucks wirkt sich nicht entscheidend auf die Beurteilung des nächtlichen Blutdruckabfalls aus. Insgesamt werden die Aussagen der von Schrader (1989) durchgeführten Untersuchung von 282 Patienten bestätigt (201 Patienten mit einer essentiellen, 81 mit einer sekundären Hypertonie).

Baumgart (1989) verglich die 24-h-Blutdrucktagesprofile von 88 Patienten mit essentieller und 80 Patienten mit sekundärer Hypertonie. Patienten mit sekundärer Hypertonie wiesen eine signifikante Reduktion der Tag-Nacht-Schwankungen des Blutdrucks im Vergleich zu Patienten mit essentieller Hypertonie auf; der bei essentieller Hypertonie deutliche physiologische Blutdruckabfall zur Schlafenszeit war bei sekundärer Hypertonie abgeschwächt. Eine große Zahl von Patienten mit sekundärer Hypertonie wies im Schlaf stark erhöhte Blutdruckwerte auf, die z. T. über den Werten am Tage lagen. Eine antihypertensive Therapie schien den Tag-Nacht-Rhythmus des Blutdrucks nicht wesentlich zu beeinflussen. Nach erfolgreicher Beseitigung der Hypertonieursache, z. B. bei erfolgreicher Dilatation einer Nierenarterienstenose oder erfolgreicher operativer Entfernung eines Nebennierenadenoms oder eines Phäochromozytoms, kann sich wieder ein normales zirkadianes Blutdruckprofil ausbilden (Schulte 1991; Schrader 1991).

Auch Middeke (1989) konnte die Beobachtungen bestätigen, daß bei sekundärer Hypertonie ein abnormes 24-h-Blutdruckprofil registriert wird mit insbesonders fehlender nächtlicher Blutdruckreduktion. Bei Patienten mit essentieller Hypertonie wurde über 24 h ein typisches zirkadianes Blutdruckprofil – Middeke verwendet den Ausdruck diurnaler Rhythmus – aufgezeichnet, und zwar lediglich auf einem höheren Blutdruckniveau als bei Normotonikern. Die eindrucksvollsten Unterschiede zwischen Patienten mit essentieller und solchen mit sekundärer Hypertonie fand Middeke bei den frühmorgendlichen Blutdruckwerten (6 Uhr). Zu diesem Zeitpunkt zeigten Patienten mit sekundärer Hypertonie im Gegensatz zu Patienten mit essentieller Hypertonie keinen Blutdruckabfall im Vergleich zu den Tageswerten (6–18 Uhr). Auch bei dieser Untersuchung blieb das abnorme Tag-Nacht-Profil bei Patienten mit sekundärer Hypertonie trotz medikamentöser Behandlung bestehen. Middeke sieht in einer stärkeren nächtlichen Aktivierung des Renin-Angiotensin-Aldosteron-

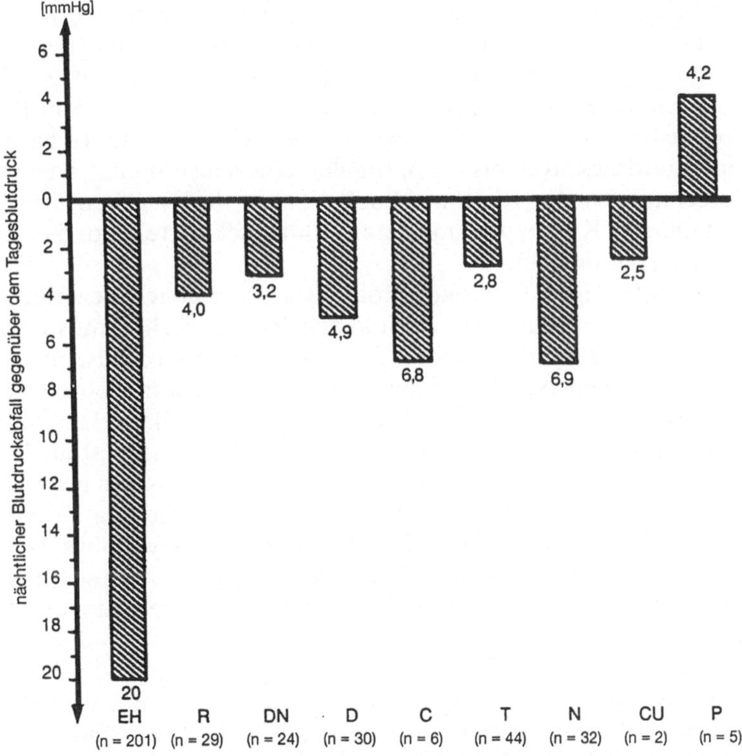

Abb. 13.2. Nächtlicher systolischer Blutdruckabfall bei Patienten mit essentieller Hypertonie und verschiedenen sekundären Hypertonieformen. (Nach Schrader 1991).
EH: essnetielle Hypertonie; *R:* renoparenchymatöse Hypertonie; *DN:* diabetische Nephropathie; *D:* Dialysepatienten; *C:* M. Conn; *T:* Nierentransplantation; *N:* Nierenarterienstenose; *CU:* M. Cushing; *P:* Phäochromozytom

Systems bei der Nierenarterienstenose bzw. einer gesteigerten Aldosteronaktivität beim Conn-Syndrom eine Erklärungsmöglichkeit für die nächtlichen Blutdruckerhöhungen. Die Aortenisthmusstenose bot hinsichtlich des 24-h-Blutdruckprofils ein Bild wie bei der essentiellen Hypertonie; hormonelle Einflüsse scheinen hier keine wesentliche Rolle bei der Hypertonieentstehung zu spielen.

Mit der Messung der Blutdruckvariabilität beschäftigte sich Staschen (1987) in einer Arbeit. Bis dahin diente die Differenz zwischen höchstem und niedrigstem systolischem bzw. diastolischem Blutdruckwert als Parameter zur Beurteilung der zirkadianen Periodik (Richardson 1964; Boch u. Kreuzenbek 1966). Üblicherweise wurde im folgenden bei der Messung des Blutdrucks über 24 h die Variabilität des systolischen und diastolischen Wertes als Standardabweichung aller in diesem Zeitraum gemessenen Druckwerte definiert (Drayer 1985). Staschen bediente sich der Cosinormethode, deren mathematisches Vorgehen von Cornelissen (1980) und De Prins et al. (1986) eingehend beschrieben wurde. Staschen fand so einen für Patienten mit essentieller und sekundärer Hypertonie signifikant unterschiedlichen Rhythmuskoeffizienten hinsichtlich des systolischen Druckprofils; für den diastolischen Blutdruck fand sich kein signifikanter Unterschied zwischen Normotonikern und Patienten mit essentieller bzw. sekundärer Hypertonie. Ebenso war keine signifikante Korrelation zwischen dem mittleren arteriellen Blutdruck und dem Rhythmuskoeffizienten nachweisbar. Die Cosinormethode beruht auf dem Prinzip, daß eine Cosinusfunktion hinsichtlich Amplitude, Mittellage und Phase an das gemessene Blutdruckprofil bis zur optimalen Übereinstimmung angepaßt wird. In die Berechnungen des Rhythmuskoeffizienten (% R) gehen die Einzelwerte der optimierten Kurve, die mittleren Blutdruckwerte und die Einzelwerte des Blutdruckprofils ein.

Überschüssiges Glukokortikoid, sei es endogen sezerniert oder exogen zugeführt, beeinflußt den zirkadianen Blutdruckrhythmus (Imai et al. 1988). Beim Cushing-Syndrom, adrenalem Adenom oder im Rahmen der exzessiven Produktion von ACTH bei hypophysärem Adenom werden starke Glukokortikoidspiegel erreicht, so daß der typische zirkadiane Rhythmus des ACTH-Kortisol-Systems gestört wird (Yoshida 1979; Boscaro et al. 1982) Die äußere Zufuhr vom Glukokortikoiden hemmt die Freisetzung des Corticotropin-releasing-Faktors (CRF) und unterdrückt somit die Synthese und Abgabe des ACTH. Eine Fehlfunktion der hypothalamisch-hypophysär-adrenalen Achse könnte Veränderungen des sympathischen Systems nach sich ziehen. Schließlich gibt es Hinweise, daß Glukokortikoide die Synthese sympathischer Neurotransmitter und die Gefäßreagibilität auf Katecholamine modulieren. Ebenso wird steroidalen Hormonen das Vermögen zugeschrieben, die Blut-Hirn-Schranke passieren und zentral die sympathische Aktivität erhöhen zu können. Weiterhin bestehen Verbindungen zwischen adrenaler Katecholaminsekretion und ACTH- bzw. Kortisolfreisetzung. Trotz aller Unsicherheiten bei der Erklärung des nächtlichen physiologischen Blutdruckabfalls könnte hier ein reduzierter Sympathikotonus eine große Rolle spielen. Veränderungen des zirkadianen Blutdruckrhythmus beim Cushing-Syndrom sind möglicherweise auf Störungen des 24-h-Rhythmus des ACTH-Kortisol-Systems über eine Beeinflussung des sympathischen Nervensystemes zurückzuführen. Eine antihypertensive Therapie scheint keinen Einfluß auf das zirkadiane Blutdruckmuster zu haben.

Hollenbeck et al. (1992) untersuchten 230 Patienten mit renoparenchymatöser, renovaskulärer und schwerer essentieller Hypertonie. Bei vergleichbaren Tagesblutdruckwerten kam es bei Patienten mit renaler Hypertonie in einem hohen Prozentsatz zu nächtlichen Blutdrucksteigerungen. Auffällig war die in der Patientengruppe mit dialysepflichtiger Niereninsuffizienz gegenüber den anderen Gruppen deutlich erhöhte Herzfrequenz, die zusammen mit erhöhten Blutdruckwerten über die gesteigerte nächtliche Herzarbeit für die häufig zu beobachtende Herzinsuffizienz bei überwiegend diastolischer Compliancestörung und die erhöhte KHK-Prävalenz verantwortlich sein könnte. Entsprechende Untersuchungen wurden auch bei Kindern und Jugendlichen mit präterminaler und terminaler Niereninsuffizienz bzw. eingeschränkter Nierenfunktion durchgeführt (Baldt u. Rascher 1992). Auch hier zeigte sich eine teilweise ausgeprägte arterielle Hypertonie mit aufgehobenem Tag-Nacht-Rhythmus. Inzwischen liegen auch die Ergebnisse einer Arbeit vor, die sich mit der ambulanten 24-h-Blutdruckmessung bei Kindern und jugendlichen Erwachsenen mit autosomal-dominanter polyzystischer Nierendegeneration beschäftigt (Geberth et al. 1992). 24 Kinder mit sonographisch gesicherter Diagnose wurden untersucht, das mediane Alter betrug 12,9 Jahre, das der Jungen 13,3 Jahre. Die Nierenfunktion wurde durchweg als normal beurteilt. Im Endeffekt wurde der physiologischerweise zu erwartende Blutdruckabfall während der Schlafenszeit bei Probanden und Kontrollpersonen im Median nahezu gleich gefunden. Bei Transformation der 24-h-Blutdruckkurve über die stündlichen Mittelwerte mittels einer Splineinterpolation wurde ein insgesamt geringerer nächtlicher Blutdruckabfall und ein steilerer Anstieg des Blutdrucks in der Aufwachphase zwischen 6 und 8 Uhr bei Nierenzystenträgern festgestellt.

Endokrinopathien, z. B. Hyperthyreose und primärer Hyperparathyreoidismus, können mit einer Hypertonie vergesellschaftet sein. Eine prospektive Untersuchung (Klüglig u. Middeke 1992) schloß 17 Patienten mit Hyperthyreose und 15 Patienten mit primärem Hyperparathyreoidismus ein. Als Vergleichskollektive dienten Patienten mit unbehandelter primärer Hypertonie und Normotoniker. 27 % der Patienten mit Hyperthyreose und 73 % derjenigen mit primärem Hyperthyreoidismus wiesen eine systolische und diastolische Hypertonie auf. Patienten mit Hyperthyreose und Hypertonie hatten einen im Vergleich zu den anderen Gruppen eindeutig reduzierten nächtlichen Blutdrukkabfall; die Patienten mit normalem Blutdruck und Hyperthyreose oder primärem Hyperparathyreoidismus (mit und ohne Hypertonie) zeigten ein normales zirkadianes Blutdruckprofil.

Auch metabolische Störungen führen – wie die 24-h-Blutdruckmessung bei Typ II-Diabetikern mit und ohne Nephropathie zeigt – zu Veränderungen des Blutdruckprofils (Schleiffer 1992). Bei hypertensiven Diabetikern mit und ohne Nephropathie wurde eine Tendenz zu einer abgeflachten Tag-Nacht-Variation des Blutdrucks gefunden. Ca. 20 % der Nephropathiepatienten wiesen Zeichen der autonomen Schädigung mit inverser Tag-Nacht-Rhythmik auf.

Die Langzeit-Blutdruckmessung bei normotonen Kindern und Jugendlichen sowie bei Patienten im Zustand nach Resektion einer Aortenisthmusstenose machten sich Hauser u. Bühlmeyer (1992) zum Thema. In der Gruppe der Normotoniker wurde eine ausgeprägte zirkadiane Rhythmik mit zweigipfligem Verlauf registriert mit erstem Maximum am späten Vormittag und zweitem am späten Nachmittag. Mit Hilfe der Cosinorrhythmometrie wurde mit zunehmendem Alter eine Vergrößerung der Parameter gefunden, die Einfluß auf die zirkadiane Rhythmik nehmen. Das Blutdrucktagesprofil der Patienten mit operierter Aortenisthmusstenose fiel pathologisch aus. Der physiologische Anstieg der mittels Langzeit-Blutdruckmessung bestimmten Tagesmittelwerte mit Zunahme von Alter, Gewicht und Größe war nur in geringem Ausmaß nachweisbar. Die Tagesmittelwerte wurden vergleichsweise höher, z.T. als pathologisch bestimmt bei interessanterweise normoton gemessenen Gelegenheitswerten. Eine statistisch gesicherte zirkadiane Rhythmik war nicht festzustellen.

Die ambulante 24-h-Blutdruckmessung entwickelt sich zu einem wichtigen Werkzeug zur Diagnostik und Therapie der sekundären Hypertonie, letztendlich auch über einen verbesserten Einblick in das teilweise komplexe pathophysiologische Geschehen dieser Hypertonieformen. Im Gegensatz zur essentiellen Hypertonie wird über die Aufdeckung des Kausalzusammenhanges häufig eine Heilung möglich sein. Als Beispiel sei die Dilatation einer Nierenarterienstenose genannt. Insgesamt liegt die Bedeutung des ABDM somit in der Hypertonieentdeckung, der Differentialdiagnose der Hypertonieform, der verbesserten, v.a. chronopharmakologischen Anpassungsmöglichkeiten an das individuelle Blutdruckprofil sowie in der Therapiekontrolle bzw. Einschätzung des Behandlungserfolgs.

Bei normotonen Personen und bei Patienten mit essentieller Hypertonie ist ein typischer zirkadianer Blutdruckrhythmus nachweisbar, wobei der Blutdruck bei Hypertonikern lediglich auf einem höheren Niveau verläuft. Bei sekundärer Hypertonie dagegen wurde in zahlreichen Untersuchungen ein aufgehobener bzw. abgeflachter zirkadianer Rhythmus mit vermindertem bzw. fehlendem ächtlichem Blutdruckabfall gefunden. Entsprechend scheint die Überlegung gerechtfertigt zu sein, die ambulante 24-h-Blutdruckmessung in der Hypertoniediagnostik zur Unterscheidung von primärer und sekundärer Hypertonie einzusetzen. Pathophysiologisch sind die Veränderungen des Tag-Nacht-Rhythmus mit einer kontinuierlichen bzw. tageszeitlich unabhängigen Aktivierung der zur sekundären Hypertonie führenden pressorischen Faktoren zu erklären. Dabei wird die Blutdruckregulation über das sympathische Nervensystem, das ACTH-Kortisol-System, das Renin-Angiotensin-Aldosteron-System, das Vasopressinsystem und über kardiovaskuläre Mechanismen beeinflußt.

Ein abgeflachter oder aufgehobener Tag-Nacht-Rhythmus in der 24stündigen Blutdruckmessung kann nichtinvasiv auf eine sekundäre Hypertonie hinweisen. Falsch-positive Werte, also fehlender nächtlicher Blutdruckabfall ohne Nachweis einer sekundären Hypertonie, sind im Gegensatz zu falsch-negativen Werten (gleichbedeutend mit nächtlichem Blutdruckabfall trotz sekundärer Hypertonie) nach bisherigen Untersuchungen sehr selten. Dementsprechend gibt ein fehlender nächtlicher Blutdruckabfall Anlaß zur weiteren Abklärung im Hinblick auf die Möglichkeit des Vorliegens einer sekundären Hypertonie. Andererseits wurden Fälle mit sekundärer Hypertonie bei normalen zirkadianem Blutdruckverhalten beschrieben. Der Wert des ABDM bei der Differenzierung primärer und sekundärer Hypertonien liegt jedoch trotz häufiger falsch-negativer Ergebnisse auf der Hand.

Mittels ABDM werden nächtliche, teilweise krisenhafte Blutdruckanstiege wie bei Präeklampsie oder intermittierende Blutdruckspitzen wie bei Phäochromozytom sicher erfaßt. Konsequenzen ergeben sich selbstverständlich für eine angepaßte Gestaltung der antihypertensiven Therapie. Die vorliegenden Ergebnisse lassen so die Empfehlung sinnvoll erscheinen, bei fehlendem nächtlichem Blutdruckabfall, z. B. bei Schwangerschaftshypertonie, Antihypertensiva immer auch in einer Abenddosis zu geben. Besonders nachts auftretenden hypertensiven Krisen kann somit wirkungsvoll begegnet werden.

Breite Bedeutung gewinnt die 24stündige ambulante Blutdruckmessung ebenso in der Therapiekontrolle bzw. Einschätzung des Behandlungserfolgs. Ein Wiederauftreten des nächtlichen Blutdruckabfalls nach einer Intervention, wie z. B. Dilatation einer Nierenarterienstenose (Schrader 1991) oder Entfernung eines Phäochromozytoms (Imai 1988), dürfte durchaus als Zeichen der Effektivität der durchgeführten Maßnahme verwertbar sein (Abb. 13.3). Im Rahmen der medikamentösen Behandlung eröffnet das ABDM auch bei der sekundären Hypertonie neue Möglichkeiten im Sinne einer individuellen angepaßten Einnahmezeit und Dosierung unter Berücksichtigung der Chronopharmakologie. Nicht zuletzt werden potentiell kurativ behandelbare Hypertonieformen, z. B. eine hämodynamisch wirksame Nierenarterienstenose mit noch normaler Nierenfunktion, frühzeitig erfaßt, die sonst mangels charakteristischer Symptome häufig rasch zu Organkomplikationen führen.

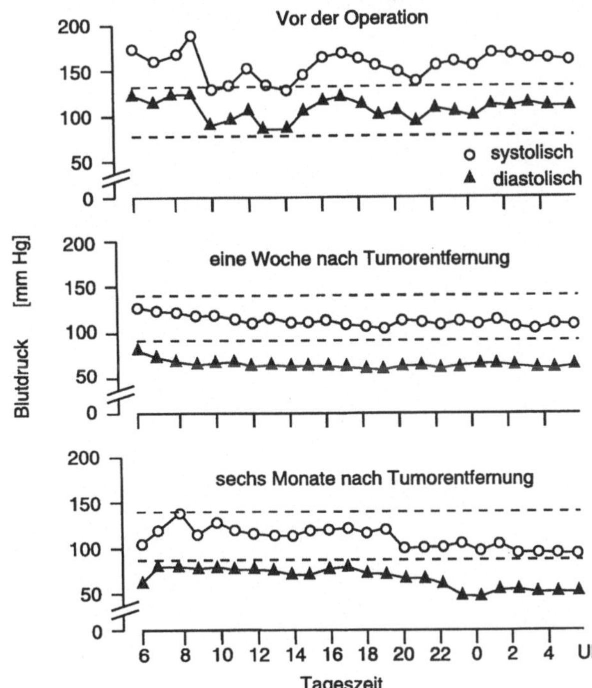

Abb. 13.3. Blutdrucktagesrhythmus einer Patientin mit Phäochromozytom *vor* bzw. *nach* operativer Beseitigung. (Nach Schulte 1991)

Zusammenfassung

Normotone Personen wie Patienten mit essentieller Hypertonie weisen ein typisches zirkadianes Blutdruckprofil mit nächtlichem Blutdruckabfall auf, dabei befinden sich die Blutdruckkurven der Hypertoniker lediglich auf einem höheren Niveau. Patienten mit sekundären Hypertonieformen zeigen häufig einen aufgehobenen bzw. abgeflachten Tag-Nacht-Rhythmus, gelegentlich sogar einen nächtlichen Blutdruckanstieg oder hypertensive Spitzen. Die 24stündige ambulante Blutdruckmessung gewinnt zunehmend an Bedeutung für die Erkennung eines veränderten zirkadianen Blutdruckrhythmus und krisenhafter Blutdruckanstiege, für die Differentialdiagnose und -therapie verschiedener Hypertonieformen, für die dem individuellen Blutdruckprofil angepaßte antihypertensive Medikation unter Berücksichtigung der Chronopharmakologie sowie für die Therapiekontrolle und Beurteilung der Behandlungseffizienz.

14. ABDM zur Risikostratifizierung

Mehrere epidemiologische Langzeitstudien konnten einen starken und statistisch signifikanten Zusammenhang zwischen Blutdruckhöhe und kardiovaskulärer Morbidität bzw. Mortalität nachweisen. So zeigt die Framingham-Studie über einen Zeitraum von 18 Jahren einen Anstieg des relativen Risikos (Ausdruck der Stärke der Beziehung zwischen Exposition und Krankheit) für alle kardiovaskulären Komplikationen von Normotonie bis Hypertonie um das Dreifache. Auffällig steil steigt das Risiko für Schlaganfall und Herzinsuffizienz. Das synergistische Verhalten beim Hinzutreten weiterer Risikofaktoren, wie Hypercholesterinämie und Zigarettenrauchen, hinsichtlich des kardiovaskulären Risikos wurde belegt.

Die Gesamtsterblichkeit nimmt mit steigenden Blutdruckwerten kontinuierlich zu, ein Schwellenwert existiert nicht. Statistiken großer Lebensversicherungsgesellschaften aus den USA erbrachten, daß bereits bei normalem Blutdruck von 130/90 mm Hg die Lebenserwartung gegenüber vergleichbaren Personen mit normalen Blutdruckwerten unter 130/90 mm Hg reduziert ist. Nach der amerikanischen „Build and Blood Pressure Study" hat ein 45jähriger Mann mit Blutdruckwerten im Normalbereich (120/80 mm Hg) eine Lebenserwartung von 32 Jahren, ein gleichaltriger Mann mit Blutdruckwerten von 150/100 mm Hg eine eingeschränkte Lebenserwartung von 20,5 Jahren; statistisch ergibt sich somit eine Verkürzung der Lebenserwartung um 11,5 Jahre (Tabelle 14.1). Der Zusammenhang zwischen Blutdruckhöhe und Gesamtmortalität wird bereits im Normalbereich evident (Abb. 14.1). Es gelten insgesamt die Feststellungen von Pickering: „Es gibt keine Grenzlinie. Die Beziehung

Tabelle 14.1. Hypertonie und Lebenserwartung. (Nach Rose 1982)

Alter (Jahre)	Blutdruck (mm Hg)	Lebenserwartung (Jahre) Männer	Frauen	Lebenserwartung (Jahre) Männer	Frauen
45	120/80	32	27	–	–
	130/90	29	35,5	3	1,5
	140/95	26	32	6	5
	150/100	20,5	28,5	11,5	8,5
55	120/80	23,5	27,5	–	–
	130/90	22,5	27	1	0,5
	140/95	19,5	24,5	4	3
	150/100	17,5	23,5	6	4

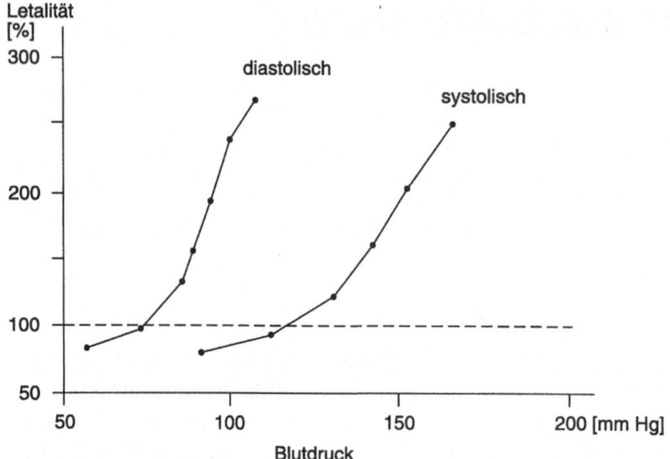

Abb. 14.1. Blutdruck bei Männern und tatsächliche Sterblichkeit in % der erwarteten Letalität. (Nach Build and Blood Pressure Study 1959)

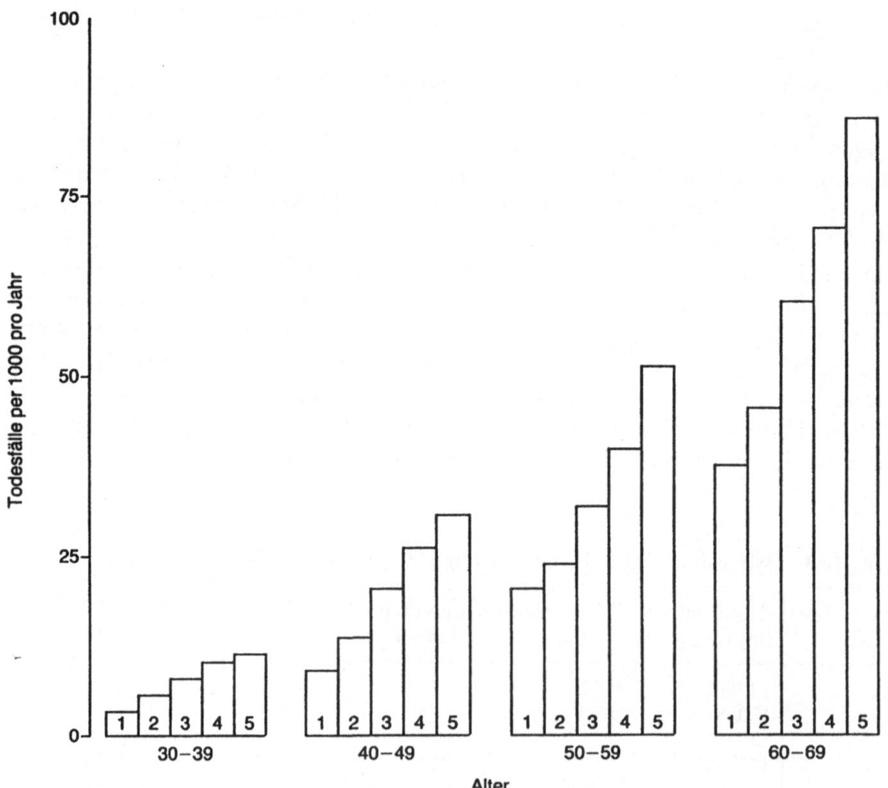

Abb. 14.2. Absolutes Risiko: Sterblichkeit nach Blutdruck und Alter bei Männern. (Nach Rose 1982).
Systolischer Blutdruck [mmHg]: *1* = <130; *2* = 130–139; *3* = 140–149; *4* = 150–159; *5* = 160–164

zwischen arteriellem Druck und Todesfolge ist eine quantitative; je höher der Druck, desto schlechter die Prognose“ (Mörl). Zur besseren Beurteilung des Bluthochdruckrisikos legte Rose (1982) weitere Ergebnisse vor. Das relative Sterberisiko, bezogen auf ein Risiko für eine gesamte entsprechende Altersgruppe, steigt mit zunehmendem Blutdruck deutlich an, der Risikoanstieg verläuft jedoch mit wachsendem Alter weniger steil (Abb. 14.2).

Der Risikofaktor Alter gewinnt mit zunehmendem Alter immer mehr an Bedeutung. Dies hat zur Folge, daß das absolute Risiko (d.h. bei Darstellung der Daten als Todesfälle pro 1000 Patienten pro Jahr) erhöhter Blutdruckwerte bei älteren Mensche deutlich höher ist als bei jüngeren. Um Aussagen über den Effekt bestimmter Maßnahmen für ganze Bevölkerungen treffen zu können, wurde der Begriff des attributalen Risikos („population attributable risk“ oder bevölkerungszurechenbares Risiko) eingeführt. Man versteht darunter das auf einen bestimmten Risikofaktor zurückzuführende, zusätzliche Risiko in einer ganzen Bevölkerungsgruppe. Es kann als Produkt dieses zusätzlichen Risikos (z.B. Hypertonie) eines einzelnen und der Häufigkeit dieses Faktors (Prävalenz) in der Gesamtbevölkerung definiert werden. Der Begriff des bevölkerungszurechenbaren (attributalen) Risikos bedeutet bezogen auf den Blutdruck, daß rund die Hälfte der durch Hypertonie bedingten Todesfälle an koronarer Herzkrankheit durch diastolische Werte unter 100 mmHg und fast 70% durch Werte unter 110 mmHg hervorgerufen werden (Whitehall-Studie; Reid et al. 1976; Tabelle 14.2).

Tabelle 14.2. Attributables (bevölkerungszurechenbares) Risiko für koronare Herzkrankheit und Schlaganfall nach Blutdruckhöhe. (Nach Rose 1982)

Diastolischer Blutdruck (mmHg)	Der Hypertonie zurechenbare Todesfälle (in %, kumulativ)	
	Koronare Herzkrankheit	Schlaganfall
< 80	(0)	(0)
< 90	21	14
<100	47	25
<110	67	73
>110	100	100

Aus den genannten Überlegungen geht hervor, daß unter der großen Zahl von Menschen mit niedrigerem relativem Risiko (milde Hypertonie) mehr Krankheits- und Todesfälle zu verzeichnen sind als unter der kleinen Zahl derjenigen mit einem hohen Risiko (schwere Hypertonie (Abb. 14.3). Rose formuliert diese Tatsache bekanntermaßen als das Paradoxon der Prävention: „Eine präventivmedizinische Maßnahme, welche für den einzelnen oft nur von geringem Nutzen ist, kann für die Bevölkerung einen großen Gewinn bringen.“

Nach Angaben des Bundesforschungsministeriums (Aumiller) beträgt der Anteil der an Hypertonie erkrankten deutschen Bevölkerung 17,1% nach Kriterien der Weltgesundheitsorganisation (systolisch 160 mmHg und mehr und/oder diastolisch 95 mm Hg und mehr). Nicht enthalten in diesen Zahlen sind

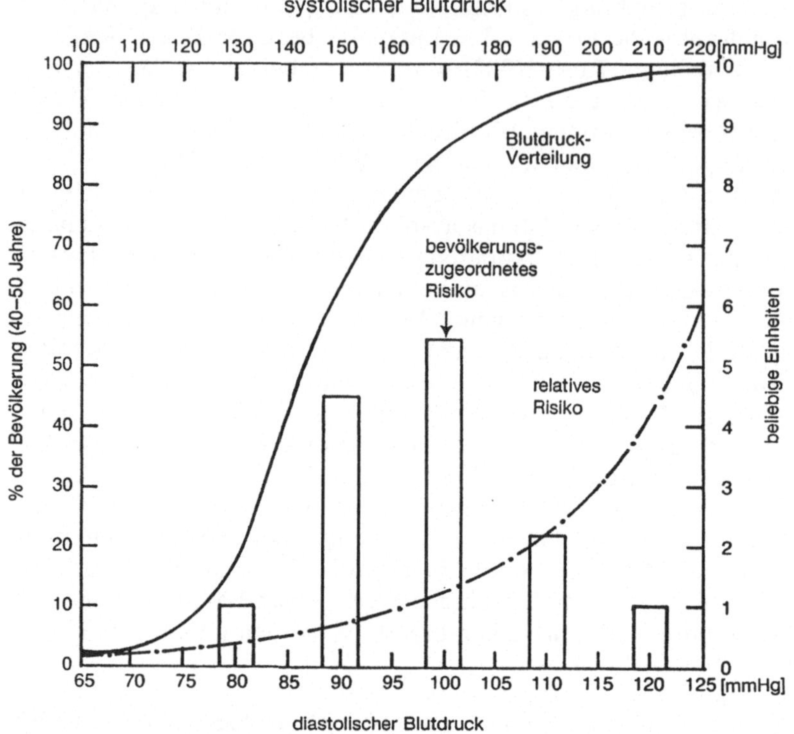

Abb. 14.3. Attributales Risiko der „milden" Hypertonie. (Nach Keil 1985)

medikamentös behandelte bzw. kontrollierte Hypertoniker, v. a. jedoch keine sog. Grenzwerthypertoniker mit systolischen Blutdruckwerten zwischen 140 und 159 mm Hg bzw. diastolischen zwischen 90 und 94 mm Hg.

Die Deutsche Herz-Kreislauf-Präventionsstudie (DHP) schließt ca. 350000 Personen beiderlei Geschlechts (25–69 Jahre) ein. Als wichtigstes Erfolgsbewertungsinstrument wird ein Gesundheitssurvey eingesetzt. Mit gezielten Aufklärungsaktionen soll die Risikobelastung der Bevölkerung gesenkt werden. In einem Programmreport von 1989 wurde nach Auswertung der Fragebogen die Prävalenz des Risikofaktors Hypertonie mit 46% bei Männern und 32% bei Frauen angegeben. Die Diskrepanz zur Aussage des Bundesforschungsministeriums erklärt sich aus dem Umstand, daß mittels des Gesundheitssurveys im Rahmen der Deutschen Herz-Kreislauf-Präventionsstudie Grenzwerthypertoniker und medikamentös behandelte bzw. kontrollierte Hypertoniker miteingeschlossen sind.

Nach der Münchener Blutdruckstudie I (Keil 1982) fand sich eine Prävalenz der arteriellen Hypertonie bei Männern von 17,7% und bei Frauen von 10,7%. Bei Berücksichtigung auch derjenigen Patienten, bei denen ein hoher Blutdruck bekannt ist, die aber eine effektive antihypertensive Therapie mit als normal bestimmten Blutdruckwerten erhalten, wird die Prävalenz der arteriellen Hypertonie bei den Männern zu 22,7% und bei Frauen zu 18,5% bestimmt.

Die PROCAM-Studie (Prospektive cardiovaskuläre Münster-Studie) schloß im Raum Westfalen 19698 Personen beiderlei Geschlechts im Alter von 16 bis 65 Jahren ein. Berücksichtigt wurden Hypertoniker mit einem systolischen Blutdruck >160 mmHg und/oder einem diastolischen Wert >95 mmHg sowie alle bekannten Hypertoniker. Die Hypertonie trat bei Männern mit einer Häufigkeit von 23,7%, bei Frauen von 17,6% auf. Auch für die Schweiz liegen Daten vor, nach denen eine Prävalenz der Hypertonie von 12,1% bei Männern und 11% bei Frauen angegeben wird (Daten aus dem Nationalen Forschungsprogramm 1: „Prophylaxe von Herz-Kreislauf-Krankheiten"; Gutzwiller et al. 1973, 1981, 1982).

Insgesamt stellt sich die Prävalenz der Hypertonie stark abhängig vom jeweiligen Blutdruckverhalten der betreffenden Bevölkerung dar. Unterstrichen wird diese Aussage durch Ergebnisse des WHO-MONICA-Projektes (Monitoring of Trends and Determinants of Cardiovascular Disease).

So fand sich z.B. eine Hypertoniehäufigkeit in Katalonien für Männer von 6,3%, für Frauen von 3,6%. In Kuopio/Finnland wurde eine Hypertonieprävalenz von 42,4% für Männer und 31,1% für Frauen bestimmt. Den Ergebnissen des WHO-MONICA-Projektes zufolge beträgt die Hypertoniehäufigkeit in der Bundesrepublik Deutschland für Männer zwischen 12,7% (Rhein-Neckar-Region) und 24,7% (Augsburg-Stadt) sowie für Frauen zwischen 9,1% (Rhein-Neckar-Region) und 20% (Bremen).

Der Nutzen der Hochdruckbehandlung ist inzwischen nach mehreren groß angelegten epidemiologischen Untersuchungen erwiesen. Eine antihypertensive Therapie senkt das kardiovaskuläre Risiko und verlängert die Lebenserwartung. Zugrunde liegen die Verhinderung bzw. Reduktion von Hypertoniefolgeschäden an Gehirn, Herz, Nieren und großen Arterien. Es gibt Hinweise auf Rückbildung hypertoniebedingter Arteriolenschädigungen bei konsequenter Blutdrucknormalisierung. Die Regression blutdruckbedingter Veränderungen kann im Sinne einer erfolgreichen Therapie mittels objektiver Parameter, wie Untersuchungen des Augenhintergrundes, Abnahme des Transversaldurchmessers des Herzens, Rückbildung der Linksherzhypertrophie und Linksherzschädigungszeichen mittels Echokardiographie und EKG und nachgewiesener Verbesserung einer zuvor eingeschränkten Nierenfunktion, gezeigt werden. Im folenden seien einige Untersuchungen genannt, die den Gewinn einer antihypertensiven Therapie belegen.

1967 lagen bereits Ergebnisse der ersten Veterans Administration Cooperative Study Group vor, die Hypertoniepatienten mit diastolischen Ausgangswerten von 115–129 mmHg einschloß. Die antihypertensive Therapie wurde mit einer Kombination von Hydrochlorothiazid und Reserpin sowie bedarfsweise Hydralazin bestritten. Die zweite Studie der Veterans Administration Cooperative Study Group (VA2) beschrieb den Verlauf bei Hypertonikern mit diastolischen Ausgangswerten von 90–114 mmHg unter Bluthochdruckbehandlung. Die Behandlung erwies sich zur Vorbeugung von hypertoniebedingten Komplikationen bei den 523 Männern als äußerst effektiv; hinsichtlich der koronaren Herzkrankheit (KHK) konnte allerdings nur eine Tendenz zu einer geringeren Zahl von tödlichen Fällen nachgewiesen werden.

Auch Patienten mit einem diastolischen Blutdruck unter 115 mmHg schienen einen Nutzen von der Behandlung zu haben; für die Behandlung der milden, symptomfreien Hypertonie konnte der Effekt allerdings nicht gesichert werden.

Die Australian National Blood Pressure Study (ANBP) wurde 1973 begonnen und gab die Ergebnisse 1980 bekannt.

Die Study umfaßte eine Teilnehmerzahl von 3427 Personen; verglichen wurde eine aktive, auf Diuretika basierende Hypertoniebehandlung mit einer Placebotherapie bei milder Hypertonie (Mittelwert von 4 Messungen 95–109 mmHg diastolisch sowie unter 200 mmHg systolisch). Es erfolgten Mortalitäts- bzw. Morbiditätsberechnungen hinsichtlich Herz-Kreislauf-Komplikationen. Die Patienten der antihypertensiv behandelten Gruppe wiesen signifikanten Rückgang sowohl der Mortalität als auch der Morbidität auf; die Quote (Anzahl pro 1000 Patienten pro Jahr) kardiovaskulär bedingter Todesfälle war um 2/3 zurückgegangen; bezüglich nichtkardiovaskulärbedingter Todesfälle war kein Unterschied zwischen den beiden Behandlungsgruppen zu verzeichnen. Bei den Herz-Kreislauf-Komplikationen – tödlichen wie nicht tödlichen – führte die koronare Herzkrankheit, an zweiter Stelle traten zerebrovaskuläre Ereignisse in Erscheinung. Als weitere Komplikationen wurden Niereninsuffizienz, Herzinsuffizienz und Augenhintergrundsveränderungen registriert.

10940 Patienten wurden in die HDFP-Studie (Hypertension Detection and Follow-up Programm Cooperative Group) einbezogen und 3 Gruppen zugeteilt, so Hypertonikern mit diastolischem Eingangsblutdruck 90–104 mmHg, 105–114 mmHg und >115 mmHg. Die Patienten wurden entweder einer systematischen Behandlung („stepped care“) mit besonders aufgeschlossenen Ärzten, kostenloser Beratung und Medikation mit insgesamt umfassenderer Betreuung oder herkömmlicher Betreuung („referred care“) zugeführt. Entscheidender Parameter für die Studie war die Fünfjahresmortalität. Besonders gründlich wurden Patienten mit milder Hypertonie analysiert. Insgesamt nahm die Sterblichkeit unter konsequenter Klinikbetreuung und -behandlung um 20% ab. Die Mortalität bei Patienten mit bereits bestehenden Organschäden lag deutlich höher als bei Personen ohne Schäden. In beiden Kollektiven – mit oder ohne Organschäden zu Beginn – konnte jedoch das Mortalitätsrisiko eindeutig gesenkt werden. Hervorzuheben ist die Aussage, daß eine systematische medikamentöse Behandlung auch bei relativ niedrigen Blutdruckausgangswerten ohne bestehende Organkomplikationen die Prognose verbessert. Die Myokardinfarktquote wurde durch Senkung nur geringfügig erhöhter Blutdruckwerte statistisch signifikant gesenkt; entsprechendes war für die zerebrovaskuläre Mortalität bereits in der VA2-Studie nachgewiesen worden.

Ein weiteres wichtiges Ergebnis lieferte die EWPHE-Studie (European Working- Party on High Blood Presure in the Elderly). Die Analysen zeigen, daß eine aktive blutdrucksenkende Therapie bei Patienten über 60 Jahre die kardiovaskuläre und kardiale Sterblichkeit reduziert. Somit ist der Nutzen einer antihypertensiven Therapie auch für ältere Hypertoniker belegt. Eingeschlossen waren 840 Männer und Frauen im Alter von 60 Jahren und älter mit einem mittleren Blutdruck (aus 3 Blutdruckmessungen ermittelt) von 160–239 mmHg systolisch und 90–119 mm Hg diastolisch. Die blutdrucksenkende Behandlung basierte auf der Gabe von Diuretika.

Die Ergebnisse weiterer großer Interventionsstudien liegen inzwischen vor, so die Daten des Multiple Risk Factor Intervention Trial (MRFIT), des Medical Research Council Trial (MRC), der International Prospective Primary Preventive Study in Hypertension (IPPPSH), der Heart Attack Primary Prevention in Hypertension Study (HAPPHY) und der Gothenburg Primary Preventive Trial (GPPT).

Zusammenfassend sprechen die erwähnten Studien dafür, daß eine blutdrucksenkende Therapie die durch Hypertonie verursachten Komplikationen reduziert, auch bei milder Hypertonie mit diastolischen Blutdruckwerten von 90–105 mm Hg, immerhin also bei 85 % der Hypertoniker.

Grundlage der inzwischen zahlreichen und teilweise groß angelegten Studien sind Gelegenheitsblutdruckmessungen in Klinik und Praxis. In Kenntnis der erheblichen physiologischen Schwankungen des Blutdrucks im Tagesverlauf, die zur Über- bzw. Unterschätzung des Blutdruckverhaltens führen können, erscheint jedoch die Bestimmung mit Gelegenheitsmessungen als eingeschränkt aussagefähig. Offensichtlich wird das Problem bei der Beurteilung epidemiologischer und klinischer Hypertoniestudien (Floras et al. 1981; Mancia et al. 1987; Schrader et al. 1989).

So besteht die Gefahr, daß insbesondere bei Patienten mit milder Hypertonie aufgrund weniger Praxismessungen Antihypertensiva unnötigerweise eingesetzt und Risiken unerwünschter Wirkungen in Kauf genommen werden. Einer Untersuchung von Pickering et al. (1988) zufolge weisen 21 % der Grenzwerthypertoniker und 5 % der manifesten Hypertoniker bei der ambulanten Langzeit-Blutdruckmessung normale diastolische Blutdruckwerte auf. Die Patienten mit ausschließlicher Praxishypertonie zeigten keine stärkeren Blutdruckanstiege unter Belastung oder bei der Arbeit als normotone Patienten.

Nun gründet sich die Diagnosestellung einer Hypertonie und der Beginn einer antihypertensiven Therapie größtenteils auf die wenigen, durch Gelegenheitsmessung ermittelten Blutdruckwerte. Blutdruckvariabilität und intermittierend krisenhaft erhöhte Blutdruckwerte können jedoch durch Blutdruckselbstmessung oder gelegentliche Messungen in Praxis oder Klinik nicht in entsprechendem Umfang erfaßt werden wie durch das ABDM. Ebenso wird das nächtliche Blutdruckverhalten kaum kontrolliert werden können. Es erscheint einleuchtend, daß die 24stündige Langzeit-Blutdruckmessung ambulant und nichtinvasiv nicht nur die Diagnostik und antihypertensive medikamentöse Einstellung verbessert, sondern auch die Befunde wertvoll ergänzt und somit die prognostische Aussagekraft der gewonnenen Daten beträchtlich erhöht.

Die bisher umfassendste Arbeit zur Beziehung des ABDM zum kardiovaskulären Risiko lieferten Perloff et al. (1983).

Es wurden 1076 Patienten über einen durchschnittlichen Zeitraum von 5 Jahren beobachtet. Die Patienten wurden danach gruppiert, ob ihr ambulant gemessener Blutdruck höher oder niedriger lag als der in der Klinik gemessene. Patienten mit höherem ambulant gemessenem Blutdruck wiesen eine höhere Mortalität und kardiovaskuläre Morbidität auf als Patienten mit niedrigem ambulant gemessenem Blutdruck. Die prognostische Aussagefähigkeit der ambulanten Druckmessung war besonders bei Patienten unter 50 Jahren mit milder Hypertonie (diastolischer Druck zu Beginn der Untersuchung geringer als 105 mm Hg) ohne vorheriges kardiovaskuläres Ereignis beeindruckend. Ihr besonderes Gewicht erhält diese Feststellung durch den Umstand, daß v. a. milde Hypertoniker bei der Identifikation als solche, bei der Entscheidung zur Therapie und bei der Risikoabschätzung hinsichtlich Mortalität und Entwicklung von Endorganschäden Probleme bereiten.

In einer weiteren Studie wurden 137 Patienten über einen Zeitraum von 2 Jahren beobachtet (Mann et al. 1985).

Als wesentliches Ergebnis wird der verbesserte Vorhersagewert für ein kardiovaskuläres Ereignis durch die Kombination der Werte aus ambulanten Blutdruckaufzeichnungen und klinischen Werten herausgestellt.

Ambulante Tagesblutdruckwerte, gelegentlich durchgeführte Messungen und Endorganschäden wurden von Sokolow (1966) in Beziehung gesetzt. Linksventrikuläre Hypertrophie, bestimmt durch EKG, und Bestimmung der Herzgröße mittels Röntgenaufnahme des Thorax sowie weitere grundlegende Veränderungen korrelierten eher mit ambulanter Langzeitregistrierung als mit gelegentlicher Blutdruckmessung.

Die enge Beziehung zwischen positivem ABDM-Befund und Zielorganschäden interessiert vor dem Hintergrund, daß die linksventrikuläre Hypertrophie ein eigenständiger, von anderen Risikofaktoren unabhängiger Vorhersageparameter für das Auftreten kardiovaskulärer Ereignisse war.

Die Echokardiographie gilt heute als empfindlichste Methode zur Feststellung von Schädigungen im Sinne einer hypertensiven Herzerkrankung. Als echokardiographische Indizes sind der Nachweis einer linksventrikulären Hypertrophie, Zeichen einer diastolischen Funktionsstörung im Rahmen einer Complianceerhöhung des linken Ventrikels mit Vergrößerung der linksatrialen Diameter und einem pathologischen linksventrikulären Füllungsverhalten gebräuchlich (Savage et al. 1985). Die Echokardiographie eignet sich hervorragend zur Feststellung einer linksventrikulären Hypertrophie. Die Wertigkeit dieser Methode übertrifft v. a. bei der großen Gruppe mit milder Hypertonie das konventionelle EKG bei weitem. Mittels Echokardiographie wird bei 20–50 % dieser Patienten eine linksventrikuläre Hypertrophie aufgedeckt, gegenüber ca. 5 % durch Anwendung der Elektrokardiographie (Pickering u. Devereux 1987). Wie erwähnt, stellt die linksventrikuläre Hypertrophie einen signifikanten, von Alter, Klinikblutdruck oder linksventrikulärer Ruhefunktion unabhängigen Risikofaktor der Morbidität dar, wie u. a. in einer prospektiven Studie mit 140 Männern über einen Beobachtungszeitraum von 4,8 Jahren gezeigt werden konnten (Casale et al. 1986).

Mehrere weitere Studien kamen inzwischen zu vergleichbaren Ergebnissen. Rowlands et al. (1982) fanden eine bessere Korrelation zwischen linksventrikulärer Masse und 24stündiger Langzeit-Blutdruckmessung als mit gelegentlicher Bestimmung. In einer weiteren Untersuchung war ebenfalls das ABDM hinsichtlich der Korrelation zur linksventrikulären Masse zufälligen Messungen überlegen (Drayer et al. 1983).

100 Patienten wurden in einer Studie von Devereux u. Pickering untersucht. Das eingesetzte ABDM hatte im Vergleich zur Gelegenheitsdruckmessung

einen eindeutig besseren Korrelationswert zur linksventrikulären Hypertrophie. Auffällig war die größere Korrelation an einem Arbeitstag im Vergleich zu einem arbeitsfreien Tag. Möglicherweise hat dies Bedeutung für die Annahme, daß in Analogie zur physisch induzierten linksventrikulären Hypertrophie – im Rahmen intermittierender Blutdruckerhöhungen während der Arbeit – die linksventrikuläre Hypertrophie mitbestimmt wird. Die genannten Untersuchungsergebnisse finden sich in weiteren Arbeiten (Floras et al. 1981) bestätigt: Endorganschäden finden sich deutlich häufiger bei Patienten mit hypertonen ABDM-Werten als bei solchen mit erhöht gemessenen Gelegenheitsblutdruckwerten.

Kontrovers wird bisher die Frage diskutiert, ob die Variabilität des Blutdrucks per se Einfluß auf eine Endorganschädigung nimmt. Sokolow konnte dies im Rahmen der obengenannten Untersuchung bezüglich kardiovaskulärer Komplikationen, graduell eingeteilt entsprechend dem Augenhintergrundsbefund, sowie elektrokardiographischen und röntgenologischen Kriterien nicht nachweisen. Andere Autoren fanden allerdings durchaus Hinweise auf eine Beziehung zwischen kurzfristigen Blutdruckschwankungen und Zielorganschädigung (Pessina et al. 1985; Parati 1986).

Arati et al. setzten die Mittelwerte der über 24 h gemessenen systolischen, diastolischen und mittleren Blutdruckwerte und deren Standardabweichungen in bezug zu Häufigkeit und Schweregrad von Endorganschäden, verglichen mit konventioneller Messung. Die Ergebnisse sprechen für eine diagnostische Überlegenheit des ABDM gegenüber herkömmlichen Bestimmungsmethoden, zumal das ABDM die Blutdruckvariabilität erfaßt und diese mit kardiovaskulären Komplikationen korrelierte. Zu berücksichtigen bleibt allerdings, daß eine größere Anzahl von Patienten im Rahmen dieser Studie eine fortgeschrittene Hypertonie aufwies und die erhöhte Blutdruckvariabilität als Folge einer Endorganschädigung interpretiert werden könnte, möglicherweise über verminderte Barorezeptorenreflexe.

Auch Pallatini et al. (1985) betonen in ihrem Untersuchungsergebnis, daß gelegentliche Blutdruckmessungen dem 24stündigen ambulatorischen Blutdruckmonitoring hinsichtlich Vorhersagewert für hypertensive Organschäden unterlegen sind. Die Autoren fanden eine positive Korrelation der Blutdruckvariabilität zum Auftreten und Schweregrad von Endorganschäden.

Einen Zusammenhang zwischen Variabilität und Prognose von Krankheitsereignissen konnten Mann et al. (1985) nachweisen.

Insgesamt kann bei Wertung der bisher vorliegenden Untersuchungsergebnisse gefolgt werden, daß wahrscheinlich das durchschnittliche Blutdruckniveau den größeren Vorhersagewert für das Eintreffen hypertensiver Organkomplikationen darstellt; ein zusätzlicher Einfluß der Blutdruckvariabilität ist jedoch zu vermuten. Letztere Annahme wird auch durch tierexperimentielle Arbeiten unterstützt (Helmchen 1984).

Die prognostische Bedeutung des fehlenden nächtlichen Blutdruckabfalls neben therapeutischen und diagnostischen Gesichtspunkten bleibt vorläufig nicht eindeutig geklärt. Verdecchia et al. (1990) fanden bei Patienten mit nächtlicher Hypertonie gehäuft linksventrikuläre Hypertrophien. Eine 8fach höhere Apoplexierate bei Hypertonikern ohne nächtlichen Blutdruckabfall, verglichen mit Patienten mit nächtlichem Blutdruckabfall, beschrieben O'Brien et al. (1988).

Um eine Verbesserung der prognostischen Aussage hinsichtlich kardiovaskulärer Ereignisse bemühen sich White et al. (1989), basierend auf einer Überlegenheit des ABDM über Gelegenheitsdruckmessungen (Whinte et al. 1989). Sie verwenden des Begriffs des „blood pressure load", definiert als prozentualer Anteil von Blutdruckmessungen über einem bestimmten Niveau, in diesem Fall ein erhöhter Tagesblutdruck über 140/90 mm Hg bzw. Nachtblutdruck über 120/80 mm Hg. Die so ermittelten Prozentualwerte wurden in Beziehung zu kardialen Organschäden gesetzt. Diese Methode des „Blutdruckload" wies eine höhere Korrelation zum linksventrikulären Massenindex und linksatrialen Index auf als die übliche ABDM-Auswertung mit mittleren systolischen, diastolischen und Mitteldruckwerten. Ungelöst bleibt hier jedoch auch das Problem der Schwellenwertbestimmung. Erwähnenswert in diesem Zusammenhang bleibt die Metaanalyse von Staessen et al. (1991), die 23 Studien bzw. 3476 Normotoniker einschließt. Hier wird vorgeschlagen, bis zum Vorliegen weiterer, groß angelegter prospektiver Studien als vorläufige Lösung für den klinischen Gebrauch folgende Normalbereiche zu verwenden: Für den 24-h-Blutdruckwert 97–139 mm Hg systolisch, 57–87 mm Hg diastolisch, dabei 101–146 mm Hg systolisch zu 61–91 mm Hg diastolisch tagsüber sowie 86–127 mm Hg systolisch zu 48–79 mm Hg diastolisch nachts.

Große epidemiologische Studien konnten den Zusammenhang zwischen Hochdruck und Endorganschäden bzw. kardiovaskulärer Morbidität und Mortalität aufweisen. Grundlage dieser Untersuchungen waren jedoch Gelegenheits-, Praxis- oder Klinikmessungen, die sich der sphygmomanometrischen herkömmlichen Methode bedienten. Letztere weist jedoch ein teilweise großes Maß an Unzuverlässigkeit auf. Insbesondere bei der Identifikation von Patienten mit Grenzwert- oder milder Hypertonie, der Diskriminierung von Normotensiven mit erhöhten Praxisblutdruckwerten und der Erkennung von Hypertonikern mit normalen Gelegenheitsdruckwerten bietet das ABDM methodische Vorteile.

Die Frage nach dem Vorhersagewert des ABDM für kardiovaskuläre Ereignisse bei Hypertonikern ist beim Vergleich zur herkömmlichen Gelegenheitsblutdruckmessung zugunsten der 24stündigen nichtinvasiven Druckbestimmung entschieden. ABDM-Werte korrelieren signifikant besser mit Endorganschäden als gelegentliche Blutdruckmessungen. Hervorzuheben ist der positive Zusammenhang zwischen erhöht gefundenen Werten beim ABDM und linksventrikulärer Hypertrophie; letztere gilt bekanntermaßen als von anderen Hauptrisikofaktoren unabhängiger Gefährdungsparameter hinsichtlich kardiovaskulärer Morbidität. Nach Untersuchungsergebnissen von Baumgart et al. (1990) zeigt der Blutdruck während und nach Belastung deutlich geringere Korrelationen zu Endorganschäden als der 24-h-Blutdruck.

Besondere Bedeutung gewinnt das ABDM für die große Zahl von Patienten mit grenzwertiger bzw. milder Hypertonie. Diese Patientengruppe, die nach vorliegenden Interventionsstudien ebenfalls von einer antihypertensiven Therapie prognostisch profitiert, entgeht häufig der Diagnosestellung mittels Gelegenheitsblutdruckmessung. Andererseits sind eindeutige Schwellenwerte bzw. der Normbereich für das ABDM nicht definiert. Inzwischen werden Methoden beschrieben, gemessene Blutdruckwerte an einen Index der Endorganschädigung – z. B. eine linksventrikuläre Hypertrophie – zu koppeln (White 1991).

Groß angelegte prospektive, epidemiologische Studien zur Evaluierung von Normgrenzen oder physiologischen Blutdruckbereich für das ABDM sind zu fordern.

Nicht eindeutig geklärt ist bisher der Einfluß der Blutdruckvariabilität auf die Prognose kardiovaskulärer Komplikationen. Allgemein wird dem durchschnittlichen Blutdruckniveau eine größere Bedeutung bei der Vorhersage zugeschrieben. Weitere Studien mit größeren Kollektiven werden zu wichtigen Fragen Stellung nehmen, wie z. B. der prognostischen Aussage eines fehlenden nächtlichen Blutdruckabfalls oder intermittierender Blutdruckspitzen bzw. Anstiegen bei körperlicher Aktivität. Schließlich wird auch diskutiert, welche Parameter – so z. B. Einzelmessungen, Durchschnittswerte oder prozentuale Anteile erhöht gemessener Werte – beim ABDM zur Diagnosestellung oder Beurteilung der Prognose herangezogen werden sollen.

Nach bisher gewonnenen Erkenntnissen stellt das ABDM eine wertvolle Hilfe zur Risikostratifizierung bei Hypertonikern für kardiovaskuläre Morbidität bzw. Mortalität dar. Wir erwarten die Beantwortung offener Fragen zum Vorhersagewert der Methode durch prospektive groß angelegte Studien, so z. B. durch die OvA-Studie (Clement 1991) sowie die Syst-eur-Study (Cox 1991).

Zusammenfassung

Epidemiologische Studien konnten eine Korrelation zwischen Blutdruckhöhe und kardiovaskulärer Morbidität bzw. Mortalität nachweisen. Mehrere große Interventionsstudien belegen den prognostisch günstigen Effekt einer antihypertensiven Therapie. Das ABDM leistet einen wertvollen Beitrag bei der Erkennung besonders der großen Zahl von Patienten mit grenzwertiger bzw. milder Hypertonie und ist dabei der herkömmlichen Gelegenheitsblutdruckmessung sowie der Druckbestimmung vor und nach Ergometerbelastung überlegen. Der Einfluß der Blutdruckvariabilität, die Bedeutung eines fehlenden nächtlichen Blutdruckabfalls und intermittierender Druckspitzen aus prognostischer Sicht sowie die Evaluierung von Normgrenzen für das ABDM stellen weitere Aufgabengebiete für zukünftige und laufende Studien mit großen Patientenkollektiven dar.

15. ABDM und Therapieüberwachung

Epidemiologische Langzeitstudien, wie die Framingham-Studie, konnten einen signifikanten Zusammenhang zwischen Blutdruckhöhe und kardiovaskulärer Morbidität bzw. Mortalität nachweisen. Eine adäquate antihypertensive Therapie verbessert die Prognose des Hypertonikers durch Verhinderung von Folgeschäden und deren Fortschreiten oder bewirkt eine Regression von Organveränderungen. Angesichts der Prävalenz des Bluthochdrucks und dessen herausragender Bedeutung als Risikofaktor für kardiovaskuläre Ereignisse kommt der Identifikation von Hypertonikern und deren adäquater Behandlung eine wesentliche – insbesondere auch sozialmedizinische – Bedeutung zu. Bekanntermaßen gründen sich die Ergebnisse von epidemiologischen und Interventionsstudien auf Gelegenheitsblutdruckmessungen in Klinik und Praxis. Auf die Problematik dieses Umstandes wurde bereits an anderer Stelle gesondert eingegangen, die Grundzüge der Kritik sollen jedoch nochmals dargestellt werden.

Der Blutdruck weist als meßbarer Kreislaufparameter eine erhebliche Variabilität auf. Erhebliche tageszeitliche Schwankungen schlagen sich in einem typischen zirkadianen Profil nieder. So steigt der Blutdruck in den Morgenstunden kurz vor der Aufwachphase rasch an und fällt in den frühen Nachmittagstunden ab, um dann am frühen Abend bis zu einem zweiten Gipfel zuzunehmen, mit anschließender Reduktion bis zu einem Tiefpunkt, der um ca. 3 Uhr durchlaufen wird (Schrader u. Schoel 1990). Bei Patienten mit essentieller Hypertonie – immerhin über 90% der Hypertoniker – ist ebenfalls ein zirkadianes Blutdruckprofil nachweisbar; allerdings liegen die Werte auf einem höheren Niveau. Patienten mit sekundärer Hypertonie zeigen dagegen häufig einen abgeflachten oder aufgehobenen Tag-Nacht-Rhythmus.

Viele Patienten reagieren auf die Anwesenheit des Arztes. Bei Anwesenheit von medizinischem Personal ist die Blutdrucksteigerung geringer. Auch bei wiederholter konventioneller Blutdruckmessung in der Arztpraxis oder unter klinischen Bedingungen wird ein Patientenkollektiv mit ausschließlicher „Weißkittel- bzw. Praxishypertonie" gebildet, deren Anteil an der Gesamtzahl der Hypertoniker bei schätzungsweise 20% liegt. Diese Patienten zeigen keine erhöhte Blutdruckvariabilität oder auffälligen Blutdruckanstiege unter Belastung im Rahmen von Streßtests oder am Arbeitsplatz; ein erhöhtes kardiovaskuläres Risiko konnte für diese Personengruppe nicht gefunden werden (White et al. 1989; Schrader et al. 1990). Nach bisherigen Erkenntnissen ist eine antihypertensive Therapie in diesen Fällen nicht angezeigt. Somit wären durch unnötige Behandlung eine große Zahl von Patienten mit ausschließlicher

Praxishypertonie unnötigen Nebenwirkungen und Risiken einer Medikation ausgesetzt. Weitere Fehleinschätzungen des Blutdruckverhaltens und damit der jeweiligen Risikobeurteilung sind z.B. durch kurzfristige Schwankungen, hypertensive Krisen, Veränderungen des zirkadianen Rhythmus oder Blutdruckspitzen in den morgendlichen Stunden vor dem Aufwachen möglich. Hier können gelegentliche Blutdruckmessungen keine repräsentativen Informationen liefern und lassen eine mögliche Gefährdung des Patienten zu.

Im Gegensatz dazu erfaßt das ABDM durch kontinuierlich über 24 h in großer Anzahl kurzfristig durchgeführte Messungen das Blutdruckverhalten in der Wach- wie in der Schlafphase, unter alltäglichen Bedingungen wie am Arbeitsplatz und auch in Entspannungssituationen. Das ABDM ist hervorragend geeignet, die Diagnostik bei der großen Grupe der Grenzwert- bzw. milden Hypertoniker zu verbessern und über die Einleitung einer adäquanten antihypertensiven Therapie deren Lebensqualität bzw. -erwartung zu erhöhen.

Die Arbeitsgruppe 24-Stunden-Blutdruckmessung der Deutschen Liga zur Bekämpfung des hohen Blutdrucks e.V. betont in ihrem Statement (1991) die Bedeutung des ABDM zur Überprüfung des Therapieerfolgs durch eine gegenüber der Gelegenheitsblutdruckmessung wesentlich erhöhte statistische Aussage unter alltäglichen Gegebenheiten. Überbehandlung oder unzureichende Behandlung bei normalen Gelegenheitsdruckwerten werden erkannt und unter Berücksichtigung des antihypertensiven Wirkprofils wird eine individuelle Anpassung ermöglicht.

Als Konsequenz der genannten Überlegungen wurden inzwischen zahlreiche Studien mit bekannten oder neu einzuführenden antihypertensiven Substanzen durchgeführt, die sich des ABDM zur Beurteilung bedienten. Naturgemäß ergaben sich durch einen umfassenderen Einblick in die Chronopharmakologie und physiologische bzw. pathophysiologische Abläufe interessante neue Aspekte in der Hypertonologie. Im folgenden soll nun auf eine Auswahl neuerer Veröffentlichungen eingegangen werden.

Im Rahmen der Göttinger Studie (Schrader et al. 1988) wurden 201 Patienten mit milder bis mittelschwerer primärer Hypertonie über 6 Monate mit Praxisblutdruckmessungen normoton (d.h. Blutdruck unter 140/90 mmHg) eingestellt. 155 Hypertoniker erhielten eine Monotherapie mit β-Blockern (Metoprolol, Mepindolol), Kalziumantagonisten (Nitrendipin) oder ACE-Hemmern (Enalapril). Bei nicht ausreichender Wirksamkeit der Monotherapie wurde die Behandlung nach 4 Wochen durch Hydrochlorothiazid ergänzt (46 Patienten). Die Medikation wurde als morgendliche Einmaldosis verordnet. Das ABDM wurde vor und nach der 6monatigen Therapie durchgeführt.

Zwar wiesen alle Patienten bei konventioneller Blutdruckkontrolle morgendlich in der Praxis normotone Werte auf; die stündlichen Mittelwerte lagen nach 6monatiger Therapie jedoch zu allen Zeitpunkten signifikant über denjenigen des Normalpersonenkollektivs. Die Autoren betonen einen Unterschied zur „natürlichen Normotonie" auch bei guter medikamentöser Blutdruckeinstellung unter Praxismessungen. Die Häufigkeit erhöhter Blutdruckwerte wurde zwar von 44% auf 22% (systolisch) bzw. 50% auf 25% (diastolisch) gesenkt, lag jedoch weiterhin signifikant über den Werten von 8,4% bzw. 9% der normotensiven Vergleichsgruppe. Das ABDM deckte z.T. deutliche Unterschiede in der Wirksamkeit der Präparate auf bei vergleichbaren morgendlichen Blutdruckwerten. So führte Metoprolol zum ausgeprägtesten blutdrucksenkenden Effekt und verringerte systolische Blutdruckspitzen über 180 mm Hg am wirkungsvollsten, führte jedoch am häufigsten zu hypotonen Werten (weniger als 110 mm Hg systolisch bzw. 80 mm Hg diastolisch). Deutlich geringer war die antihypertensive Wirkung von Mepindolol zu veranschlagen. Nitrendipin war am seltensten mit hypotonen systolischen Werten und Fällen zusätzlicher Diuretikaverordnungen vergesellschaftet. Die Enalaprileinnahme erforderte zwar am häufigsten eine zusätzliche diuretische Therapie, reduzierte jedoch am deutlichsten diastolische Werte über 100 mm Hg bei geringster Anzahl von diastolischen Werten unter 80 mm Hg. Die Blutdrucktagesrhythmik blieb in allen 4 Therapiegruppen erhalten.

Die Interpretation der Ergebnisse läßt die Schlußfolgerung zu, daß verschiedene Antihypertensiva bei vergleichbarer normotoner Blutdruckeinstellung unter Praxisbedingungen beim ABDM deutliche Diskrepanzen zeigen können.

Ein Vergleich zwischen ABDM und Praxisblutdruckmessung bei der Beurteilung des Effekts einer antihypertensiven Therapie wurde in einer Arbeit von Rion (1985) gezogen. 30 Patienten mit unkomplizierter essentieller Hypertonie erhielten eine Kombination von Hydrochlorothiazid und Amilorid; zusätzlich wurde nach 4wöchiger diuretischer Therapie Timolol oder α-Methyldopa randomisiert verordnet. Wie erwartet, konnte der Blutdruck signifikant in beiden Gruppen gesenkt werden ohne nennenswerte Nebenwirkungen. Die antihypertensive Wirkung von Timolol und α-Methyldopa wurde im Rahmen der Praxismessungen als vergleichbar beurteilt. Unterschiede traten jedoch bei der Auswertung des ABDM zutage im Sinne von signifikant niedrigeren diastolischen Werten unter Timolol. Das Blutdruckverhalten außerhalb der Klinik bei gewöhnlichen alltäglichen Aktivitäten konnte durch Praxisblutdruckmessungen nicht eingeschätzt werden; das Ausmaß der durch antihypertensive Therapie bedingten Blutdrucksenkung war durch das ABDM besser reproduzierbar. Die Diskrepanz zwischen Praxismessungen und ABDM-Ergebnissen wurde sowohl am Ende der Run-in-Phase als auch während sämtlicher Behandlungsperioden deutlich. Grundsätzlich wiesen Patienten in ihrer gewohnten Umgebung niedrigere Druckwerte auf als in der Gegenwart eines Arztes. Rion et al. schreiben dem ABDM eine größere Präzision in der Evaluierung der antihypertensiven Wirksamkeit einer Medikation als Praxismessungen zu.

Zu ähnlichen Ergebnissen kommen Waeber et al. (1991) in einer Veröffentlichung. Basierend auf der Erkenntnis, daß das ABDM die Variabilität des Blutdrucks verläßlicher als gelegentliche Praxisbestimmungen erfaßt und eine bessere Reproduzierbarkeit liefert, wurde der Frage nachgegangen, inwieweit niedergelassene Ärzte im Umgang mit dem ABDM die Effektivität einer antihypertensiven Therapie verbessern können. Ausgehend von der Analyse zweier Medikamentenstudien, die durch niedergelassene Ärzte mittels ABDM im Vergleich zur konventionellen Methode durchgeführt wurden, ergaben sich erhebliche Unterschiede in den Ergebnissen beider Methoden. Praxismessungen erlaubten keine Vorhersage der ABDM-Werte unter alltäglichen Bedingungen. Auffallend waren durch das ABDM erkannte Hypertoniker, die bei ambulanter Aufzeichnung höhere Werte aufweisen als in der Praxis. Die Autoren betonen insgesamt die Alltagstauglichkeit des ABDM und halten Blutdruckbestimmungen außerhalb der Praxis mit der Zeit für mehr reproduzierbar und deshalb verläßlicher hinsichtlich der Wiedergabe der wahren Blutdruckverhältnisse.

Über den Einsatz des ABDM bei der Kontrolle verschiedener therapeutischer Konzepte berichtet Waeber in einer Veröffentlichung (Waeber et al. 1985).

Überprüft wurde der antihypertensive Effekt eines transdermalen Systems (TTS), das Clonidin mit konstanter Rate über einen Zeitraum von 7 Tagen freisetzt. Mittels Gelegenheitsblutdruckmessungen in der Krankenhausambulanz konnte unter Clonidin keine signifikante Blutdrucksenkung registriert werden. Einen deutlichen Therapieerfolg wies im Gegensatz hierzu jedoch das ABDM für systolischen und diastolischen Blutdruck unter den Bedingungen gewöhnlicher, alltäglicher Aktivitäten nach. Die Ergebnisse sprechen für eine Überlegenheit ambulant bestimmter Blutdruckwerte gegenüber der klinischen Gelegenheitsmessung bei der Beurteilung des Effekts einer antihypertensiven Therapie unter Berücksichtigung verschiedener Applikationsformen.

Wie ist der Einfluß von Placebo auf das ABDM-Ergebnis zu werten?

Hierzu existieren inzwischen mehrere eindeutige Veröffentlichungen (Gould et al. 1981; Waeber et al. 1982; Drayer et al. 1983; Dupont et al. 1987; Poggi et al. 1987; Conway 1988, 1989). Ein Placeboeinsatz kann bekannterweise mit einer Wirksamkeit in subjektiver wie objektiver Hinsicht einhergehen. Möglich sind Reaktionen, die für tatsächlich aktive Medikamente charakteristisch sind, wie z.B. Wirkungsgipfel, kumulative Effekte und wechselnde Wirksamkeit in Abhängigkeit von der Schwere der behandelten Klagen. Großen Einfluß nimmt die Persönlichkeit des Patienten und selbstverständlich die eigentlich nebensächliche Farbe des Präparates. Sogar unerwünschte Nebenwirkungen können durch Placebogabe induziert werden (Raftery u. Gould 1990). Ein blutdrucksenkender Effekt durch Placebogabe bleibt somit bei entsprechend durchgeführten Studien bisher zu berücksichtigen. Gould (1981) wies einen hochsignifikanten Abfall der Blutdruckwerte unter Placebotherapie im Rahmen herkömmlicher Klinikmessung nach, währenddessen die Ergebnisse der ambulanten Langzeit-Blutdruckmessung unbeeinflußt blieben. Möglicherweise ist die Reduktion der konventionell gemessenen Werte als Senkung zuvor im Sinne eines durch Angst- bzw. Alarmreaktion erhöhten Blutdrucks zu verstehen. Nach allmählicher Gewöhnung des Patienten an klinische Bedingungen bzw. Visiten durch medizinisches Personal und Ärzte läßt die reflexartige Verhaltensweise nach. Möglicherweise überwiegt dieser Mechanismus gegenüber einem eigentlichen Placeboeffekt.

Dupont et al. (1987) führten eine Untersuchung an 46 Hypertonikern durch, die 3 konsekutiven, doppelblind randomisierten, placebokontrollierten Versuchsreihen mit Blutdruckmedikation zugeführt wurden. In der Klinik mit konventioneller Methode gemessene Druckwerte wurden signifikant durch Placebogabe gesenkt; der Effekt wurde als Kombination von Placebowirkung und einem sog. „Orientierungsreflex" verstanden. Im Gegensatz hierzu wurden die Registrierungen des ABDM in alltäglicher Umgebung durch Placebo nicht beeinflußt.

In einer Untersuchung von Baumgart et al. (1990) wurde u.a. geprüft, inwieweit sich eine Gelegenheitsblutdruckmessung in der Sprechstunde von der ambulanten 24-h-Blutdruckmessung im Hinblick auf mögliche Placeboeffekte unterscheidet. Der Sprechstundenblutdruck (Gelegenheitsmessung) sank unter 4wöchiger Placebobehandlung statistisch signifikant, die Mittelwerte des Blutdrucks beim ABDM blieben jedoch im wesentlichen unbeeinflußt.

Zur Überbehandlung hypertensiver Patienten nimmt eine prospektive Studie mit Einsatz des ABDM von Waeber et al. (1987) Stellung.

34 Patienten mit Bluthochdruck mit diastolischen Werten über 95 mmHg, gemessen beim Arzt des Patienten trotz antihypertensiver Therapie, wurden in die Studie aufgenommen. Die behandelnden Ärzte wurden aufgefordert, den in der Praxis gemessenen diastolischen Gelegenheitsblutdruckwert innerhalb von 3 Monaten auf 90 mmHg oder geringer zu reduzieren. Auffallend bei den Ergebnissen war, daß die Hälfte der Patienten bereits zu Beginn beim ABDM diastolische Druckwerte von 90 mmHg oder darunter aufwiesen. Eine Anpassung durch die behandelnden Ärzte, denen erst nach Vervollständigung der Studie die Daten übermittelt wurden, erbrachte bei diesen Patienten keinen weiteren Abfall der ambulanten Blutdruckwerte. Im Gegensatz hierzu zeigten Patienten mit initialem diastolischem Blutdruck über 90 mmHg einen signifikanten Abfall des ambulanten Blutdrucks am Ende der Studie. Offensichtlich besteht die Gefahr, durch Verstärkung einer antihypertensiven Therapie bei Patienten mit normalem ABDM-Befund eine Überbehandlung ohne eigentlichen Gewinn in der Blutdruckkontrolle zu riskieren. Am Ende können unerwünschte Nebenwirkungen, vielleicht sogar eine erhöhte kardiovaskuläre Morbidität bzw. Mortalität, insbesondere bei älteren Menschen mit deutlich reduzierten Blutdruckwerten resultieren. Nicht zuletzt ist eine Verschlechterung der Compliance durch Auftreten störender Nebenwirkungen zu erwarten.

Eine antihypertensive Behandlung reduziert bei älteren Hypertonikern (über 60 Jahre) die kardiovaskuläre Mortalität (Amery et al. 1985). Allerdings sind ältere Menschen deutlich empfindlicher gegenüber potentiell depressiven Effekten zentral sympatholytisch wirksamer Substanzen und unerwünschten Nebenwirkungen von Diuretika, die u.a. den Glukosestoffwechsel und den Serumelektrolytspiegel beeinflussen. Durch eine Dosisanpassung ist dies jedoch vermeidbar. Ein gewisser Grad autonomer Störungen ist möglich, mit eingeschränkter Baroreflexsensivität und einer Tendenz zur orthostatischen Hypotension, letztere verstärkt durch sympatholytische blutdrucksenkende Mittel und durch Diuretika hervorgerufenen weiteren Salz- und Flüssigkeitsverlust bei bereits altersentsprechend verringertem Extrazellulärvolumen. In einer Untersuchung von Cito et al. (1991) wurden 24 Patienten mit einem Alter von 71–85 Jahren und einem diastolischen Blutdruck zwischen 95 und 115 mmHg in eine doppelblinde, randomisierte, placebokontrollierte Studie mit dem Kalziumantagonisten Lacidipin eingeschlossen. Durch ABDM war es möglich, über 24 h den Medikamenteneffekt zu kontrollieren. Für Lacipidin konnte eine über 24 h effektive Blutdruckkontrolle mittels ABDM nachgewiesen werden. Betont wird von den Autoren insbesondere die nachweisliche Reduktion nächtlich erhöhter Blutdruckwerte mit möglicher Auswirkung für das Risiko kardiovaskulärer Komplikationen.

Eine größere Anzahl von Publikationen liegt inzwischen vor, die sich des ABDM bei der Bewertung bekannter oder neu einzuführender antihypertensiver Substanzen bedienen. Der Schwerpunkt liegt dabei zumeist bei der Beurteilung von Medikamenten, denen eine Wirksamkeit über 24 h zugesprochen wird (Verdecchia et al. 1988).

Das zeitliche Wirkungsprofil eines Medikamentes kann über das gesamte Dosisintervall besser erfaßt werden. Abbildung 15.1a–c verdeutlicht die Möglichkeit der Beurteilung von Blutdruckprofilen und der Herzfrequenz unter einer antihypertensiven Therapie mittels ABDM (Langewitz 1989). In diesem Fall wird z.B. ersichtlich, daß durch die einmal tägliche, morgendliche Einnahme einer 24 h anhaltende Blutdrucksenkung eintritt, die physiologische zirkadiane Rhythmik beibehalten wird, daß keine abrupte Blutdrucksenkung

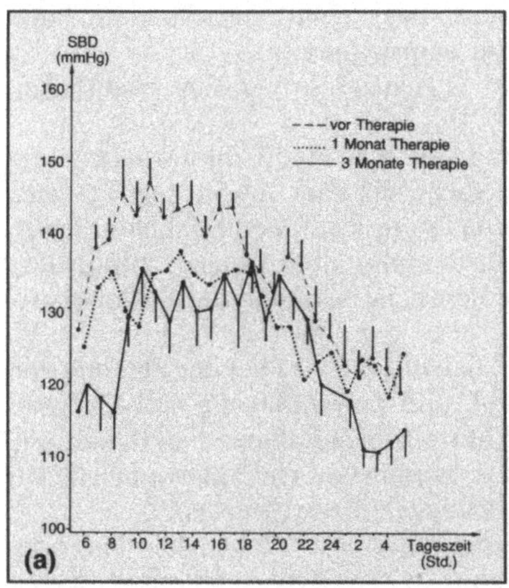

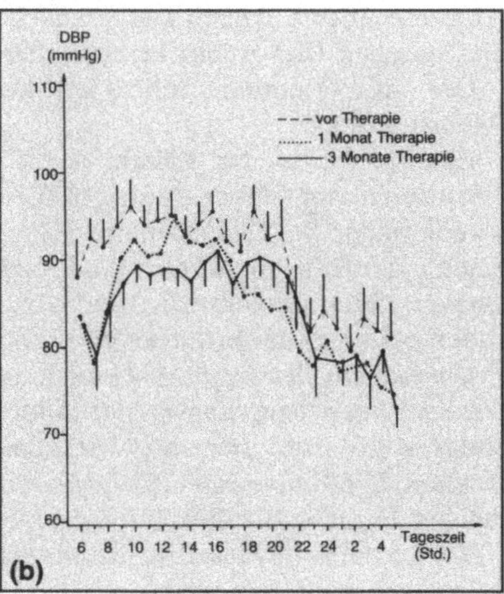

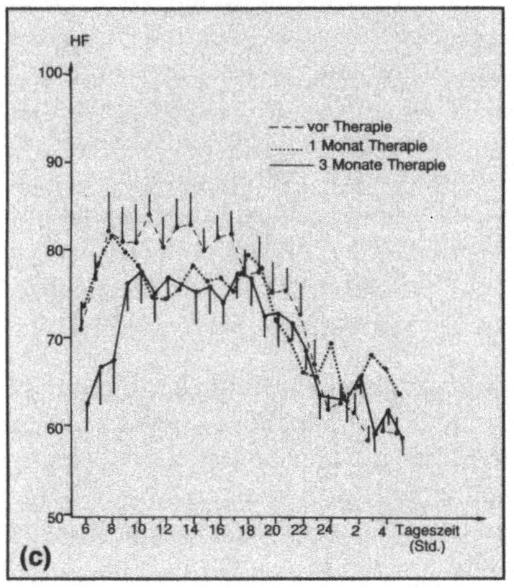

Abb. 15.1a–c. Stündliche Mittelwerte ± Standardabweichung (SD) von systolischem/distolischem Blutdruck und Herzfrequenz im 24-Std.-Protokoll. --- = vor der Therapie (n = 12); .... = nach 1 Monat Therapie (n = 12); — = nach 3 Monaten Therapie (n = 10) mit einem Kombinationspräparat aus Verapamil, Triamteren und Hydrochlorothiazid

nach der Einnahme eintritt, gerade tagsüber die Blutdrucksenkung am stärksten war und dennoch vor allem im diastolischen Bereich keine auffallend niedrigen Blutdruckwerte auftraten.

Von Interesse sind aus den obigen Überlegungen auch Therapiestudien beim älteren Hypertoniker (Tenkwalder et al. 1991). Der Einfluß von Antihypertensiva auf das zirkadiane Blutdruckprofil bei Hypertoniepatienten wurde Thema weiterer Untersuchungen (Schardt 1991).

Einsetzen, Stärke und die Dauer der Blutdrucksenkung unter verschiedenen ACE-Hemmern wurden mit dem ABDM erfaßt und differenziert (Lüders et al. 1991) das den antihypertensiven Effekt von α- und β-Blockern bei Patienten mit milder bis mittelschwerer arterieller Hypertonie verglich (Scholz et al. 1991). Mayer et al. (1991) untersuchten das nächtliche Blutdruckverhalten bei schlafbezogenen Atmungsstörungen und arterieller Hypertonie unter dem ACE-Hemmer Cilazapril. Demnach scheint der Schlaf, insbesondere beim diastolischen Blutdruck, Placeboeffekte zu demaskieren.

Der ACE-Hemmer führte zu keiner Verschlechterung der nächtlichen Atemsituation.

Ebenso wurde die Kombination Verapamil mit Hydrochlorothiazid und Triamteren von Mayer et al. (1991) untersucht. Es kam sowohl tags als auch gerade in den bei Patienten mit Schlafapnoe interessierenden Nachtstunden zu einer signifikanten Senkung des systolischen und diastolischen Blutdrucks (Mayer 1991). Gleichzeitig fand sich eine deutliche Senkung des Schlafapnoe-Index bei unveränderter Schlafstruktur.

Unsere Ausführungen machen deutlich, daß das ABDM bei der Planung von Studiendesign bzw. angewandter Methodik und Durchführung von Untersuchungen mit antihypertensiv wirksamen Substanzen zunehmend an Bedeutung gewinnt. Die Vorteile des ABDM bei der Gestaltung von Therapiestudien liegen auf der Hand und sollen im folgenden nochmals erörtert werden.

Konventionelle klinische Blutdruckbestimmung wird durch viele Faktoren beeinflußt, die den Wert bei der Einschätzung der antihypertensiven Wirksamkeit eines Medikamentes stark einschränken. So kann die üblich sphygmomanometrische Methode die Wirkungsdauer eines Präparates oder den Einfluß auf den nächtlichen Blutdruck kaum wiedergeben. Im Gegensatz hierzu liefert das nichtinvasive ABDM ein Blutdruckprofil über 24 h. Die Überlegenheit des ABDM gegenüber der Gelegenheitsmessung resultiert aus der großen Zahl von Meßwerten im Verlauf eines normalen Patiententages. Alltägliche Belastungen und Entspannungsphasen sowie die Blutdruckverhältnisse während des Schlafes gehen in eine verbesserte Beurteilung des Blutdruckniveaus im Vergleich zu Einzelmessungen in Praxis oder Klinik ein. Rückschlüsse auf Wirkbeginn, Wirkdauer, Wirkstärke und Wirksamkeitsende eines Antihypertensivums werden erleichtert.

Verschiedene Antihypertensiva können trotz gleicher Blutdrucksenkung bei Praxisblutdruckkontrollen eine deutliche unterschiedliche 24-h-Wirksamkeit aufweisen. Die nichtinvasive ambulante Registrierung liefert somit wichtige Hinweise auf die Chronopharmakologie einer antihypertensiv wirksamen Substanz und bietet Hilfestellung für eine Therapieentscheidung, ggf. Auswahl eines Präparates sowie Festlegung von Dosis und Dosisintervall. Auf diesem

Wege ist es möglich, den Effekt der minimalsten Wirkdosis eines Antihypertensivums zu bestimmen und unnötig hohe Dosen mit manchmal auftretenden, unerwünschten Nebenwirkungen zu vermeiden. Das ABDM erkennt hypertone und hypotone Phasen unter Behandlung und ermöglicht eine Korrelation mit evtl. auftretenden Symptomen. Die Bedeutung des ABDM für eine an die individuellen Blutdruckverhältnisse angepaßte antihypertensive Therapie ist evident. Auf diese Weise kann einerseits eine Überbehandlung mit entsprechenden Folgen umgangen, andererseits eine mittels ABDM aufgedeckte unzureichende Medikation verändert werden.

In den frühen Morgenstunden kommt es zu einer Häufung von kardiovaskulären Ereignissen, wie Myokardinfarkten, stummen Ischämien, zerebrovaskulären Ischämien und Hochdruckkrisen (Muller et al. 1985). Nachgewiesene hämodynamische, rheologische und biochemische Veränderungen können zur Entstehung vaskulärer Komplikationen beitragen. Neben Blutdruck und Herzfrequenz steigen Viskosität, koronare Vasokonstriktion, Aktivitäten von Blutgerinnung und Thrombozytenaggregation an; ein entsprechender Anstieg des zirkulierenden Gewebeplasminogenaktivators (tPA) bleibt jedoch aus oder setzt erst später ein (Schrader 1990).

Schneller morgendlicher Blutdruckanstieg fördert u. a. über einen erhöhten myokardialen O_2-Bedarf den Eintritt kardiovaskulärer Komplikationen. Auch hier leistet das ABDM gute Dienste durch zeitgerechte Anpassung der Einnahmezeiten bzw. Dosis, so z. B. mit abendlicher Verordnung der antihypertensiv wirksamen Substanz. Durch Reduktion bzw. Beeinflussung eines morgendlichen raschen Blutdruckanstiegs oder Vermeidung hypertensiver Spitzen ist eine prognostische Verbesserung im Hinblick auf kardiovaskuläre Komplikationen bei Hypertonikern anzustreben.

Am Beispiel von Patienten mit Schlafapnoe wurde nachgewiesen, daß es bereits vor dem Aufwachen zu einem kontinuierlichen Blutdruckanstieg und einer Herzfrequenzsteigerung kommt, und nicht wie bisher angenommen, erst nach dem Aufwachen (Mayer 1992). Mit der Kombination Verapamil, Hydrochlorothiazid und Triamteren als antihypertensive Medikation kam es nicht nur zu einer allgemeinen Blutdrucksenkung, sondern der Blutdruckanstieg in den frühen Morgenstunden fiel signifikant niedriger aus. Dabei erhielten die Patienten zum großen Teil nur 1 Tablette am Morgen.

Das ABDM trägt zur Aufdeckung der „Praxishypertonie" bei. Andererseits erleichtert es die Erkennung von Patienten mit grenzwertiger bzw. milder Hypertonie, die nachgewiesenermaßen von einer antihypertensiven Therapie prognostisch profitieren. Durch nichtinvasive ambulante Blutdruckmessung werden Patienten identifiziert, deren Blutdruck zwar in der Praxis, nicht aber während der normalen Aktivität oder des Schlafes kontrolliert wird. Möglicherweise erklärt letzterer Umstand das Phänomen von Zielorganschäden trotz normotensiver Gelegenheitsblutdruckwerten in der Praxis.

Das ABDM ermöglicht nicht nur eine verbesserte Beurteilung bei der Analyse von antihypertensiven Therapieeffekten, Dosisoptimierung und Evaluation von Wirkprinzipien bei der Einführung neuer Antihypertensiva oder Überprüfung bekannter Substanzen, sondern auch die Einschätzung verschiedener Applikationsformen sowie die Berücksichtigung besonderer Patientengruppen, z.B. älterer Hypertoniker oder Kinder. Das ABDM eignet sich insbesondere hervorragend zur Beobachtung bei schwer einstellbarer Hypertonie, die ansonsten sehr häufige Blutdruckmessungen erfordern.

Ein Teil der Blutdruckreduktion bei Neueinsatz einer Medikation ist häufig z.T. auf einen Placeboeffekt zurückzuführen, was zum weitverbreiteten Gebrauch von Placebo in kontrollierten Studien führte. Dabei sind Placeboeffekt oder pharmakologischer Effekt des Medikamentes bzw. der zu prüfenden Substanz selten eindeutig zu trennen. Nach bisherigen Erkenntnissen wird die ABDM-Registrierung durch Placebo nicht beeinflußt. Folglich erscheint die Placebokontrolle bei Verwendung des ABDM zur Beurteilung des Blutdruckverhaltens entbehrlich. Der „Weißkitteleffekt" entfällt, der Blutdruck wird ambulant nichtinvasiv unter alltäglichen Bedingungen und in gewohnter Umgebung des Patienten aufgezeichnet. Zusammen mit der gegenüber Gelegenheitsmessungen deutlich erhöhten Reproduzierbarkeit tragen das Fehlen des Placeboeffekts und der sog. Alarm- oder Orientierungsreaktion zur Vereinfachung des Studiendesigns bei Überprüfung antihypertensiv wirksamer Substanzen bei, zumal wesentlich geringere Patientenzahlen für eine valide Evaluation benötigt werden (Weber 1988).

Die statistische Aussagekraft von Studien wird über eine große Anzahl von Messungen wesentlich verbessert (O'Brien 1991).

Den Vorteilen einer höheren diagnostischen Präzision, Elimination ausschließlicher Praxishypertoniker, besserer Reproduzierbarkeit von Blutdruckwerten bei geringeren Standardabweichungen, fehlendem Placeboeffekt, Aufzeichnung während gewöhnlicher alltäglicher Aktivität und Evaluation des 24stündigen Blutdruckprofils und Wirkprofils antihypertensiver Medikation stehen Nachteile gegenüber, wie fehlende eindeutige ABDM-Normbereiche, beschränkte therapeutische Richtlinien und Standards zur Ergebnisbeurteilung, in Einzelfällen Schlafstörungen durch den Meßvorgang, begrenzte Möglichkeit wiederholter ABDM-Registrierungen sowie hohe Kosten (Weisser et al. 1990).

Die statistische Auswertung von Studienergebnissen kann methodisch an die physiologischen oder pharmakologischen Gegebenheiten der Untersuchung angepaßt werden. Zum Einsatz kommen Analysetypen wie Auswertung des mittleren und/oder medianen Blutdrucks über 24 h (Subanalyse im Wach- und Schlafzustand gegenüber festgelegten Tag- und Nachtphasen), Bewertung von Zeitblöcken (d.h. 1 h 2 h 3 h etc.), Frequenzverteilung der Blutdruckwerte, Dämpfung von Blutdruckkurven mittels Fourier-Transformation, Splinekurven, Berechnung der Fläche unter der Blutdruckkurve über der Zeit, mathematische Beschreibungen der Form des Blutdruckprofils sowie Bestimmung des „blood pressure load" (White 1991). In Abhängigkeit von der Wahl bekannter, noch zu verbessernder oder zu entwickelnder statistischer Auswertemöglichkeit ist eine weitere Verbesserung der Aussagen zur Wirkung antihypertensiv wirksamer Substanzen, aber auch zum Zusammenhang zwischen Blutdruckverhalten und Endorganschäden bzw. kardiovaskulärer Prognose zu erwarten.

Das ABDM liefert durch die 24stündige Blutdruckmessung eine große Anzahl von Blutdruckmeßergebnissen. Durch eine gegenüber der Gelegenheitsblutdruckmessung deutlich erhöhte statistische Aussagekraft lassen sich

Wirkungsbeginn, -dauer, -stärke, -maximum und Wirkungsende besser beurteilen. Hypertone und/oder hypotone Phasen unter der Behandlung werden erfaßt, auf diese Weise wird die Anpassung von Dosis und Dosisintervall optimal möglich. Eine Placebophase wird bei Einsatz des ABDM überflüssig und der Weißkittelefekt entfällt. Dies trägt zusammen mit der guten Reproduzierbarkeit der ABDM-Ergebnisse zu einer weit geringeren Anzahl erforderlicher Probanden als bei konventioneller sphygmomanometrische Blutdruckmessung bei, die für die Überprüfung einer antihypertensiv wirksamen Substanz benötigt wird. Das Studiendesign insgesamt wird erheblich vereinfacht. Es ist eine Entwicklung abzusehen, nach der Studien mit Antihypertensiva nicht akzeptiert werden, in denen das Blutdruckverhalten nicht über 24 h dokumentiert wurde (Meyer-Sabellek 1991).

In der Therapiekontrolle ermöglicht das ABDM die Identifikation von Patienten mit unkontrolliertem Blutdruck bei der Gelegenheitsmessung, die in der Langzeitmessung jedoch eine gute Einstellung aufweisen. Aus Erfahrung können somit viele Patienten einer unnötigen Überbehandlung entgehen; andererseits werden Patienten mit normalem Gelegenheits- bzw. Praxisblutdruck erfaßt, die unter alltäglichen Bedingungen und Belastungen sowie in gewohnter Umgebung erhöhte Werte aufweisen und somit durch die Entwicklung von Endorganschäden gefährdet sind. Schwer einstellbare Hypertoniker, die sonst zum Zwecke einer guten Kontrolle einer großen Anzahl von Blutdruckmessungen bedürfen, stellen ein weiteres, besonders für das ABDM geeignetes Patientengut dar. Nicht zuletzt ermöglicht das ABDM die Korrelation eventueller Nebenwirkungen oder unerklärter Symptome unter Therapie zu jeweiligen Blutdrucksituationen, die Erfassung der in manchen Fällen besonders interessanten nächtlichen Druckwerte, der Blutdruckvariabilität mit noch nicht eindeutig geklärter prognostischer Bedeutung sowie krisenhaft erhöhter Blutdruckwerte ohne Symptomatologie.

Zusammenfassung

Die Senkung der kardiovaskulären Morbidität und Mortalität durch eine antihypertensive Therapie ist durch große Interventionsstudien belegt. Die eingeschränkte statistische Aussagefähigkeit von Gelegenheitsblutdruckmessungen erforderte jedoch stets eine große Patientenzahl zur Überprüfung eines Therapieeffekts. Bei methodischem Einsatz des ABDM ist eine Placebophase entbehrlich, der Weißkitteleffekt entfällt, zusammen mit hoher Reproduzierbarkeit der Meßwerte sind für eine signifikante statistische Aussage bei einer großen Zahl von Meßwerten weit weniger Patienten erforderlich, das Studiendesign wird deutlich vereinfacht. Bei der Beurteilung eines Antihypertensivums gewinnt das ABDM durch Erfassung von Wirkungsbeginn, -dauer, -stärke, -maximum und Wirkungsende an Bedeutung. Dosis und Dosisintervall können auch intermittierenden hypertonen oder hypotonen Phasen angepaßt werden. Beim Einsatz des ABDM in der Therapiekontrolle steht die Verlaufsbeobachtung bei schwer einstellbaren Hypertonikern, Vermeidung von Überbehandlung von Patienten mit kontrolierter Hypertonie in der ambulanten, jedoch erhöhten Werten bei der Gelegenheitsmessung im Vordergrund. Ferner werden Patienten mit normalen Praxisblutdruckwerten identifiziert, die bei alltäglicher Aktivität und in gewohnter Umgebung hypertone Werte bei ambulanter Langzeitmessung zeigen und auf diese Weise trotz normaler Gelegenheitsblutdruckwerte Endorganschäden entwickeln.

16. ABDM und zirkadiane Blutdruckrhythmik

Der Blutdruck stellt keine konstante Größe dar, sondern unterliegt im Tages- bzw. Nachtverlauf erheblichen Schwankungen. Das durch Langzeitmessungen registrierte Blutdruckprofil entspricht einem reproduzierbaren zirkadianen Muster, das durch endogene und exogene Faktoren beeinflußt wird. Nicht nur der Mensch, sondern alle Lebewesen unter der Sonne weisen dieses zirkadiane Profil auf (Schulte 1991). In einer Arbeit aus dem Jahre 1898 schreibt Hill über den Abfall des Blutdrucks im nächtlichen Schlaf und den Anstieg unter Muskelarbeit und Aufregung am Tage. In der Folge erschienen zahlreiche Veröffentlichungen, die diese wesentliche Feststellung Hills bestätigten und detailliertes Wissen zumindest über den physiologischen Verlauf einer über 24 h aufgezeichneten Blutdruckkurve lieferten.

Normotensive Personen zeigen einen typischen zweigipfeligen Verlauf mit einem Blutdruckmaximum am Morgen und einem weiteren Höhepunkt in den frühen Abendstunden (Weber u. Drayer 1990). Nach dem Einschlafen sinkt der Blutdruck rasch, um zwischen 2 und 4 Uhr nachts einen Tiefpunkt zu durchlaufen. Nach einem allmählichen Anstieg ist in den Stunden vor dem Erwachen eine rasche Zunahme zu verzeichnen. Richardson et al. (1964) beschreiben einen Abfall des Blutdrucks vor den EEG-Zeichen des Schlafes; laterale Augenbewegungen, die mit Traumphasen in Verbindung gebracht werden, waren mit kurzen Druckanstiegen vergesellschaftet, ebenso während kurzfristiger nächtlicher Wachphasen, insbesondere bei Auftreten von Körperbewegungen. Nach dem Aufwachen wird bald ein Maximum bis ca. 10 Uhr erreicht, gefolgt von einem langsamen Abfall. Ein zweiter Gipfel ist in den frühen Abendstunden zu verzeichnen, der zunächst allmählich, nach dem Einschlafen in einen rascheren Abfall des Blutdrucks übergeht.

Das Verhalten der Herzfrequenz unterscheidet sich wesentlich vom Blutdruck und weist einen kontinuierlichen Abfall über die Nacht auf, begleitet vom abfallenden Herzminutenvolumen (Raftery 1984, S. 92).

Einiges spricht dafür, daß ein Zusammenhang zwischen morgendlichem Blutdruckanstieg und zirkadianem Blutdruckprofil mit der sympathischen Aktivität besteht; der nächtliche Frequenzabfall könnte durch eine erhöhte parasympathische Aktivität erklärt werden (Furlan 1990).

Zahlreiche Faktoren beeinflussen den zirkadianen Blutdruckrhythmus. Dies beinhaltet nach heutigem Kenntnisstand neurohumorale Veränderungen, die durch das sympathische Nervensystem hervorgerufen werden, durch das adrenokortikotrope Hormon (ACTH), das Kortisolsystem, das Renin-Angiotensin-Aldosteron-System, das Vasopressinsystem sowie kardiovaskuläre depressorische Mechanismen. Die zirkadiane Variation des Blutdrucks scheint insbesondere durch den Einfluß der hypothalamischen-hypophysären-adrenalen Achse auf das autonome Nervensystem moduliert zu werden (Imai et al. 1988). In diesem Zusammenhang ist ein Absinken der Plasmakatecholaminspiegel während des Schlafes erwähnenswert; die renal eleminierten Katecholamine Adrenalin und Noradrenalin weisen während des Schlafes ihren niedrigsten und zum Zeitpunkt des Aufwachens ihren höchsten Spiegel auf. In der Regel steigen die Plasmarenin- und Plasmaaldosteronspiegel bei Schlafbeginn an, um in der zweiten Nachthälfte zu höchsten Werten zu gelangen. Die Kortisolabgabe zeigt in der Aufwachphase ein Maximum (Abb. 16.1). Wachstumshormon und Prolaktin werden während des Schlafes vermehrt ausgeschüttet, stimuliert durch endogene Opioide. Bei Messung der Körpertemperatur sind abends die höchsten, am Morgen beim Erwachen die niedrigsten Werte zu verzeichnen. Die Harnsekretion geht infolge gesteigerter tubulärer Resorption trotz nur geringer Abnahme der Nierendurchblutung erheblich zurück. Eine zunehmende nächtliche Abgabe des antidiuretischen Hormons (ADH) kann ebenso zum reduzierten Harnfluß während der Nacht führen. Eine deutlich verminderte Natrium- und Chloridausscheidung und eine leichte Abnahme von Kalium und Bikarbonat tragen zu einer veränderten Harnzusammensetzung bei (Pickering 1990).

Das komplizierte Zusammenspiel hämodynamischer und neurohormonaler Faktoren, die ihrerseits einer Eigenrhythmik unterliegen, erklärt die Abweichungen vom physiologischen zirkadianen Blutdruckprofil bei verschiedenartigen Erkrankungen. So finden wir zwar bei der essentiellen Hypertonie einen erhaltenen Blutdruckrhythmus, wobei sich die Werte jedoch auf einem höheren Niveau befinden; im Gegensatz dazu ist bei sekundärer Hypertonie häufig ein

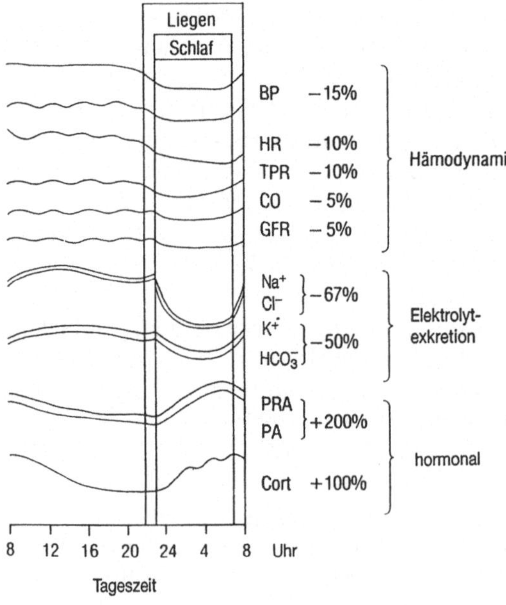

Abb. 16.1. Veränderungen hämodynamischer und neurohormonaler Parameter während des Schlafs (*BP* Blutdruck, *HR* Herzfrequenz, *TPR* peripherer Widerstand, *CO* Herzminutenvolumen, *GFR* glomeruläre Filtrationsrate, *PRA* Plasmareninaktivität, *PA* Plasmaaldosteron, *Cort* Kortisolspiegel). (Nach Pickering 1980)

abgeflachter bzw. ein aufgehobener Tag-Nacht-Rhythmus festzustellen. Als Grund hierfür ist eine tageszeitlich unabhängige Aktivierung der zu sekundärer Hypertonie führenden Faktoren anzuführen, so von z. B. Renin, Aldosteron und Katecholaminen. Neben fehlendem nächtlichem Blutdruckabfall können hier intermittierende Spitzen auftreten, insbesondere beim Phäochromozytom, aber auch bei der diabetischen Nephropathie; bei letzterer liegt möglicherweise eine Neuropathie als eine der Ursachen vor. In der Schwangerenvorsorge wird das Erkennen von Patientinnen mit Präeklampsie besonders bedeutungsvoll, da diese häufig ebenfalls einen gestörten zirkadianen Blutdruckrhythmus besitzen. Die Bedeutung der frühzeitigen Identifikation von Schwangeren mit Präeklampsie für die kindliche und mütterliche Prognose wurde an anderer Stelle betont.

Patienten mit dokumentierter chronischer Herzinsuffizienz weisen ebenfalls Störungen der Tag-Nacht-Rhythmik mit aufgehobenem nächtlichem Blutdruckabfall auf. In der Regel wird hier ein sehr flacher 24-h-Zyklus mit geringer Variation des Blutdrucks oder der Herzfrequenz gefunden. Nach vorliegenden Studien existiert ein signifikanter Zusammenhang zwischen der Auswurffraktion („ejection fraction") bzw. dem pulmonalarteriellen Kapillardruck als Ausmaß der Myokardschädigung und der Blutdruckvariabilität. Die endokrine Funktion des Herzens scheint hier eine große Rolle zu spielen (Raftery 1990).

Patienten mit orthostatischer Hypotonie weisen charakteristischerweise einen paradoxen Blutdruckanstieg in den ersten Stunden des Schlafes in Verbindung mit einem deutlichen Blutdruckabfall am frühen Morgen auf. Die Herzfrequenz bleibt während des Schlafes entweder unverändert oder nimmt ab; der Blutdruckanstieg führt möglicherweise zur nächtlichen Polyurie (Pickering 1990).

Autonome Insuffizienz kann zum Fehlen des normalen nächtlichen Blutdruckabfalls führen (Schrader 1991).

Komplexe ventrikuläre Rhythmusstörungen und plötzlicher Herztod treten bei Hypertonikern mit nachgewiesener linksventrikulärer Hypertrophie gehäuft auf (Mc Lenachen et al. 1987). Eine gestörte Koronarperfusion mit Myokardischämie im Rahmen einer reduzierten Koronarreserve und eines erhöhten O_2-Bedarfs liegt der Entstehung pektanginöser Beschwerden bei Patienten mit hypertensiver Herzerkrankung zugrunde. ST-Streckensenkungen mit spontanen Änderungen von Blutdruck und Herzfrequenz wurden inzwischen mit einer 24stündigen Aufzeichnungsdauer miteinander verglichen. Dabei wurde eine enge Korrelation von spontanen, belastungsunabhängigen Herzfrequenzsteigerungen und ST-Segmentsenkungen gefunden. Ischämische Episoden bei Patienten mit hypertensiver Herzerkrankung sind somit wohl auf eine Verringerung der Koronarreserve im Sinne der frequenzabhängigen diastolischen Koronardurchblutung zu interpretieren; der erhöhte myokardiale Energiebedarf spielt bei höheren Blutdruckwerten eine eher kleinere Rolle (Wehling et al. 1992). Allerdings besteht eine signifikante Korrelation zwischen dem Ausmaß der ST-Segmentsenkungen und den erhöht gemessenen systolischen bzw. diastolischen Blutdruckwerten. Schulte et al. fanden eine erhöhte 24-h-Blutdruckvariabilität, gemessen an den Standardabweichungen der Blutdruckmittelwerte, parallel zur Ausprägung der Hypertonie und linksventrikulären Hypertrophie. Signifikant erhöht wurden Prävalenz und Schweregrad ventrikulärer Rhythmusstörungen, bei Hypertonikern mit Linksherzhypertrophie im Vergleich zu solchen ohne gefunden. Es besteht ein hoher, auch prognostischer Stellenwert der Blutdruckhöhe unter Alltagsaktivitäten in seiner Beziehung zur kardiovaskulären Hypertrophie und ventrikulären Extrasystolie. Die Notwendigkeit, ambulante Meßsysteme zu entwickeln, die eine simultane Langzeitelektrokardiographie und Langzeit-Blutdruckaufzeichnung ermöglichen, liegt auf der Hand. Ischämische Zustände, aber auch die Wirksamkeit einer antihypertensiven Therapie können somit wirkungsvoll überwacht werden.

Arterielle Hypertonie und obstruktive Schlafapnoe bzw. das Schlafapnoesyndrom sind häufig vergesellschaftet. Das Krankheitsbild ist durch unvermittelte Blutdruckanstiege während apnoischer Phasen sowie häufig durch aufgehobenen nächtlichen Blutdruckabfall gekennzeichnet (Mayer 1991).

Patienten mit schlafbezogenen Atemstörungen und arterieller Hypertonie weisen häufig ein gestörtes zirkadianes Blutdruckverhalten auf; ein eindeutiger Zusammenhang zwischen nächtlichem Blutdruckverhalten und Ausmaß der Schlafapnoe sowie Störung der Rhythmik und hypertonen Blutdruckwerten wurde nicht gefunden. Als Ursache für das Blutdruckverhalten bei schlafbezogenen Atemstörungen wird neben der direkten Blutdruckwirksamkeit der Apnoen und nächtlicher, hypoxiebedingter Kompensationsvorgänge eine Störung des autonomen Nervensystems diskutiert (von Breska et al. 1992). Möglicherweise löst die während apnoischer Phasen signifikant gesteigerte Aktivität des sympathischen Nervensystems deutliche Blutdruckanstiege aus. Abnormer Anstieg der Urinproduktion und der Plasmakatecholaminspiegel sowie eine fehlende Abnahme der nächtlichen Katecholaminausschüttung wurden beschrieben (Pickering 1990).

Bei Patienten nach Herztransplantation wird statt eines physiologischen nächtlichen Blutdruckabfalls ein Druckanstieg verzeichnet, trotz Abfallens der Herzfrequenz (Sehested et al. 1990, S. 143).

Der gestörte zirkadiane Rhythmus ist u. U. auf immunsuppressive Medikamente (insbesondere Cyclosporin A) zurückzuführen. Cyclosporin A wird inzwischen als ursächlicher Faktor für die Entwicklung des Hochdrucks nach einer Herztransplantation verantwortlich gemacht. Auch wird die Hypothese vertreten, daß der nächtliche Blutdruckanstieg durch Dysfunktion zwischen dem Einfluß des denervierten Herzens und der peripheren Gefäße zustande kommt (Greenberg et al. 1985; Wenting et al. 1987).

Schrittmacherpatienten mit fixierter Herzfrequenz behalten einen zirkadianen Blutdruckrhythmus bei. Dies unterstützt die Annahme, daß Blutdruck- und Herzfrequenzverhalten z. T. unterschiedlichen Kontrollmechanismen unterliegen und dies zur Beobachtung des v. a. nächtlichen divergenten Verhaltens führt (Davies et al. 1984).

Weitere Erfahrungen haben inzwischen gezeigt, daß Medikamente, die hämodynamische oder neurohumorale Effekte besitzen wie z. B. Glukokortikoide oder Sedativa, das zirkadiane Blutdruckprofil verändern können und daher bei der Beurteilung der Aufzeichnungen berücksichtigt werden müssen.

Kardiovaskuläre Ereignisse, wie Myokardinfarkte, myokardiale Ischämien, zerebrovaskuläre Ischämien und Hochdruckkrisen, treten in den frühen Morgenstunden gehäuft auf (Schrader u. Scheler 1990).

Eine in dieser Phase gesteigerte sympathische Aktivität mit raschem Blutdruckanstieg und Herzfrequenzzunahme beim Erwachen dürfte hierfür ursächlich ausschlaggebend sein. Entsprechend einem zirkadianen Rhythmus werden tagsüber eine erhöhte Plasmanoradrenalinaktivität sowie Plasmakonzentration des Second messenger cAMP gefunden. Außer Blutdruck- und verzögertem Herzfrequenzanstieg verändern sich in den Morgenstunden zusätzlich biochemische, rheologische und weitere hämodynamische Parameter, die an der Entwicklung kardiovaskulärer Komplikationen beteiligt sein können.

Am Morgen besteht eine gesteigerte Blutgerinnungsneigung mit erhöhter Gefahr von thrombotischen Ereignissen. Einer Zunahme der ADP-induzierten Thrombozytenaggregation steht ein ausbleibender bzw. erst später gegen Mittag einsetzender Anstieg des zirkulierenden Gewebeplasminogenaktivators (tPA) gegenüber (Muller et al. 1989).

Somit wird eine Verschiebung des hämostaseologischen Gleichgewichtes erreicht; zunehmende Blutviskosität, koronare Vasokonstriktion, Aktivität von Thrombozytenaggregation und Blutgerinnung führen schließlich zu gehäuften kardio- wie zerebrovaskulären Ereignissen in der Umstellungsphase des Organismus von Schlaf auf Aktivität. Der rasche morgendliche Blutdruckanstieg dürfte über den Weg eines erhöhten myokardialen O_2-Bedarfs zur Gefährdung durch kardiovaskuläre Komplikationen beitragen, außerdem nimmt das Risiko von Endothelläsionen und Rupturierungen arterosklerotischer Plaques zu, mit der Folge einer weiteren Aktivierung des Gerinnungssystems und der Thrombozytenaggregation und eines vermehrten Koronararterientonus. In diesem Zusammenhang sind Ergebnisse der MILIS-ISAM- und BHAT-Studie erwähnenswert, die ein Ausbleiben des morgendlichen Myokardinfarktgipfels nach vorausgegangener β-Blockertherapie beschrieben. Am ehesten konnten mit β-Blockade ein verminderter myokardialer O_2-Verbrauch, eine wirkungsvolle Senkung des morgendlichen Blutdruckanstieges und eine Verringerung der Rupturierung arteriosklerotischer Plaques erzielt werden (Muller et al. 1985, 1989; O'Brien et al. 1989).

Interessanterweise fanden Mulcahy et al. (1988) im Gegensatz dazu unter einem Kalziumantagonisten keine Reduktion stummer Myokardischämien in den Morgenstunden.

Selbstverständlich müssen gehäuftes morgendliches Auftreten von Myokardinfarkt, plötzlichem Herztod, Angina pectoris, stiller Myokardischämie und Schlaganfall ihren Niederschlag in einer chronopharmakologisch angepaßten, antihypertensiven Therapie finden. Die eingesetzten Substanzen unterscheiden sich teilweise erheblich in ihrer Pharmakokinetik durch tageszeitliche Schwankungen des Absorptionsverhaltens, des Metabolismus und der renalen Elimination. Folgerichtig muß diesem Umstand in der Beurteilung der Wirkung auf das 24stündige Blutdruckprofil unter antihypertensiver Therapie Rechnung getragen werden.

Morgendlicher rascher Blutdruckanstieg und ein zweiter Gipfel in den frühen Abendstunden sollten bei der antihypertensiven Therapie berücksichtigt werden; dementsprechend kommen im Laufe der weiteren Entwicklung wohl Substanzen zum Einsatz, die beide Blutdruckgipfel reduzieren. Günstigerweise sollte somit beim Einnahmemodus auf eine erste Dosis unmittelbar nach dem Wachwerden geachtet werden. Mit entsprechender Wirkungsdauer kann auch der abendliche Blutdruckgipfel reduziert werden. Bei erforderlicher, zusätzlicher Abenddosis wird eine Kontrolle des raschen morgendlichen Blutdruckanstiegs erwartet. Insgesamt wird über eine lang anhaltende Blutdrucksenkung ein günstigerer prognostischer Effekt erhofft. Gefahren einer zu starken Senkung des bekanntermaßen niedrigeren nächtlichen Blutdrucks durch blutdruckwirksame Medikation muß insgesamt bei Patienten mit offenkundigen koronaren oder zerebralen Gefäßerkrankungen begegnet werden, um Risiken einer Minderperfusion zu vermeiden.

Interessant in diesem Zusammenhang sind die Ergebnisse von Lemmer 1985, 1989). Die zirkadiane Rhythmik des Sympathikotonus und der Gefäßansprechbarkeit beeinflußt den Effekt der β-Rezeptorenblockade. Folglich senken β-Blocker Herzfrequenz und Blutdruck nach morgendlicher Einnahme ausgeprägter als bei abendlicher Einnahme.

Diuretika scheinen erhöhten Blutdruck gleichmäßig über 24 h zu reduzieren im Gegensatz zu β-Blockern und Kalziumantagonisten, deren Wirksamkeit tagsüber überwiegt. Bei der Kombination von Verapamil mit einem kaliumsparenden Diuretikum ist die Blutdrucksenkung ebenfalls gerade tagsüber am stärksten, der frühmorgendliche Blutdruckanstieg fällt jedoch gleichfalls geringer aus und die physiologische zirkadiane Rhythmik bleibt erhalten. Für Propanolol und Nifedipin wurden nach morgendlicher oraler Gabe höhere Plasmaspiegel gefunden als bei abendlicher Einnahme.

Die Wirksamkeit von ACE-Hemmern verhält sich chronopharmakologisch vergleichbar zu β-Blockern mit stärkerem blutdrucksenkendem Effekt am Tage (Schrader 1991).

Es darf jedoch kritisch angemerkt werden, daß weitere vergleichende Studien erforderlich sind, die eine Reduktion des kardiovaskulären Komplikationsrisikos durch eine an das zirkadiane Blutdruckprofil angepaßte antihypertensive Therapie bestätigen. So stellt sich die Frage, ob die anhaltende Blutdrucksenkung oder die Reduktion des raschen morgendlichen Blutdrucks und schließlich des Herzfrequenzanstiegs im Vordergrund stehen sollten mit entsprechender Auswirkung auf Morbidität und Mortalität. Zum Schluß muß eine weitgehende Klärung der tageszeitlich abhängigen Schwankungen der Pharmakokinetik gefordert werden.

Thema zahlreicher Veröffentlichungen und Diskussionen ist die Frage, ob das Blutdruckverhalten einem endogenen zirkadianen Rhythmus folgt oder nur von Schlaf- und Wachphase bestimmt wird. Raftery (1990) beschreibt im Rahmen einer detallierten Analyse intraarterieller 24-h-Blutdruckaufzeichnungen

1) einen reproduzierbaren zirkadianen 24-h-Rhythmus,
2) langsame Grundlinienschwankungen,
3) schnelle, flüchtige Phänomene sowie
4) zyklische Schwankungen, verursacht durch Respiration und Barorezeptoraktivität.

Das nichtinvasive ABDM liefert reproduzierbar ein typisches Blutdruckprofil einschließlich Blutdruckamplitude als einfachen Ausdruck der allgemeinen Blutdruckvariabilität während des Tages, die mit der Standardabweichung des mittleren Blutdrucks als Index für die Variabilität korreliert (Weber u. Drayer 1990).

Middecke u. Wächter (1989) kommen in einer Untersuchung an Krankenschwestern und -pflegern im Schichtdienst zu dem Schluß, daß Blutdruckschwankungen im Tagesablauf dem Aktivitätsgrad folgen, der durch Arbeit, Freizeit und Schlaf bestimmt wird. Nach Middeke unterliegt die 24-h-Variabilität des Blutdrucks primär einem diurnalen, d.h. durch Aktivität und Schlafphasen bestimmten Rhythmus; ein möglicher endogener Rhythmus sei nicht ausgeprägt genug, um bei Verschiebung der Arbeits- und Schlafphasen erkennbar zu bleiben.

Sundberg et al. (1988) untersuchten Schichtarbeiter, bei denen eine ABDM-Aufzeichnung jeweils am Ende einer gewöhnlichen Tätigkeitsperiode einer Morgenschicht sowie am ersten und letzten Tag einer Nachtschichtperiode erfolgte. Sie setzen exogene und endogene Faktoren voraus, die in unterschiedlicher Ausprägung den zirkadianen Blutdruckrhythmus kontrollieren. Erklärungsversuche beinhalten dabei Änderungen der Aktivität, Wechsel zwischen hellen und dunklen Perioden oder eine sog. „innere biologische Uhr". Es wurde der Frage nachgegangen, inwieweit und wie rasch der zirkadiane Blutdruckrhythmus sich an Veränderungen des Schlaf-Wach-Zyklus adaptiert. Wie zu erwarten, wiesen die Schichtarbeiter während der Frühschichtperiode ein normales Blutdruckprofil auf. Bereits am ersten Tag der Nachtschicht jedoch stellte sich eine Umkehr des zirkadianen Rhythmus ein. Interessanterweise zeigte sich eine umgehende Anpassung des Blutdruckverhaltens an den Schlaf-Wach-Rhythmus mit höheren Druckwerten in der Nacht während der Arbeit und niedrigeren am Tage während des Schlafes. Die Herzfrequenz während der Arbeit fiel bei Nachtschichtperioden geringer aus, so daß ein stärkerer Einfluß endogener Faktoren angenommen werden kann, die den zirkadianen Herzfrequenzrhythmus beeinflussen, als dies beim eher exogenen Einflüssen folgenden Blutdruckrhythmus der Fall ist. Möglicherweise waren aber auch die Anforderungen der nächtlichen Arbeiten geringer zu veranschlagen. Konsequenterweise sollten unter Würdigung dieser Ergebnisse hypertensive Schichtarbeter unter Verordnung einer täglichen Einmaldosis diese Dosis vor Antritt einer Schicht einnehmen, unabhängig von der Tageszeit. Diese Empfehlung basiert auf der Vorstellung, daß Patienten mit essentieller Hypertonie einen erhaltenen zirkadianen Blutdruckrhythmus aufweisen, jedoch mit Werten auf einem höheren Niveau.

Eine weitere Untersuchung an Schichtarbeitern legten Chau et al. (1989) vor.

Bei der mathematischen Auswertung bedienten sich die Autoren der Fourier-Analyse. Die Arbeitsschichten erfolgten in 3 verschiedenen Perioden morgens, nachmittags und nachts. Mittels ABDM wurde nachgewiesen, daß die höchsten Blutdruckwerte unter beruflicher Tätigkeit auftreten. Die Phase der Höchstwerte fiel jedoch nicht vollständig mit der jeweiligen Zeitspanne der Schichtarbeit zusammen. Der mittlere Blutdruck war höher, wenn die Testpersonen am Tage oder in der Nacht arbeiteten, gegenüber der Arbeit in der Nachmittagsschicht. Die Phase des höheren Blutdruckniveaus war in der Morgenschicht länger als in der Nachtschicht. Die Abfall- bzw. Anstiegsgeschwindigkeit („slope") des systolischen Blutdrucks in der Übergangszeit vom hohen zu niedrigen bzw. niedrigen zum hohen Blutdruckniveau waren während der Nachmittagsschicht geringer als im Verlauf der Früh- und Nachtschicht. Insgesamt wurden durch die Untersuchungen nach Meinung der Autoren zahlreiche Einflußgrößen auf den Blutdruck aufgedeckt, die durch Änderungen der Arbeitszeit bedingt sind. Möglicherweise bedeuten diese Ergebnisse auch, daß die bei Schichtarbeit hervorgerufenen Störungen zeitlicher, physiologischer Abläufe auf Dauer sich im kardiovaskulären System der Betroffenen niederschlagen. Insgesamt resümieren Chau et al., daß 3 Hauptfaktoren das 24stündige Blutdruckverhalten bestimmen:

- innere physiologische Mechanismen,
- Aktivität und
- ein 24stündiger zirkadianer Rhythmus.

Ein vollständig zeitlich geänderter Aktivitätsablauf beeinflußt den kombinierten Effekt dieser genannten 3 Faktoren. Körperliche Aktivität spielt wohl die zentrale Rolle für das Blutdruckprofil, andere Faktoren, wie endogene autoregulative Meßgrößenbeeinflussung, Hell-Dunkel-Einflüsse und „innere biologische Uhr" haben eine untergeordnete Bedeutung.

In einer weiteren Untersuchung an körperlich tätigen Industriarbeitern mit einer Dreifachwechselschicht wurde das ABDM während der Morgen- und Nachtschichtperiode eingesetzt. Dabei wurden während der 2 Schichten identische Werte für den mittleren 24-h-Blutdruck gemessen. Unterschiede im Blutdruckniveau während Schlaf- oder Arbeitsphasen konnten zwischen den beiden 24stündigen Aufzeichnungen nicht festgestellt werden. Die Amplituden der Blutdruckschwankungen waren gleich ausgeprägt. Lediglich an den Tagen des Schichtwechsels fand eine 8stündige Verschiebung der Blutdruckrhythmik statt. Das Blutdruckprofil des ersten und letzten Tages einer Nachtschicht war annähernd gleich, somit wurden die Effekte des Schichtwechsels bereits in den ersten 24 h wirksam; ein wesentlicher Blutdruckrhythmus mit einer längeren Periode als 24 h konnte nicht nachgewiesen werden. Baumgart schließt aus der umgehenden und vollständigen Adaptation der 24stündigen Blutdruckkurve an wechselnde Arbeitsschichten und Schlafphasen, daß der diurnale Blutdruckrhythmus im wesentlichen durch die Aktivität bestimmt wird, weitestgehend unabhängig von endogenen, synchronisierenden Faktoren (Abb. 16.2).

Weitere Studien, insbesondere mit im Schichtdienst tätigen Personen, werden unser Verständnis hinsichtlich des Blutdruckrhythmus erweitern. Bei Wertung der bisher vorliegenden Arbeiten kommt man zu dem Schluß, daß Blutdruckschwankungen hauptsächlich durch Aktivitäts- und Ruhephasen bestimmt werden. Das im Sprachgebrauch als zirkadian bezeichnete Blutdruckprofil folgt im wesentlichen einem diurnalen (d.h. „vom Tag bestimmten") Rhythmus. Weitere endogene physiologische Faktoren mit zyklischem Ablauf z. B. aus dem neurohumoralen System werden in ihrer Auswirkung auf das Blutdruckprofil durch Aktivitäts- bzw. Arbeitsphasen und Schlafperioden stark modifiziert und

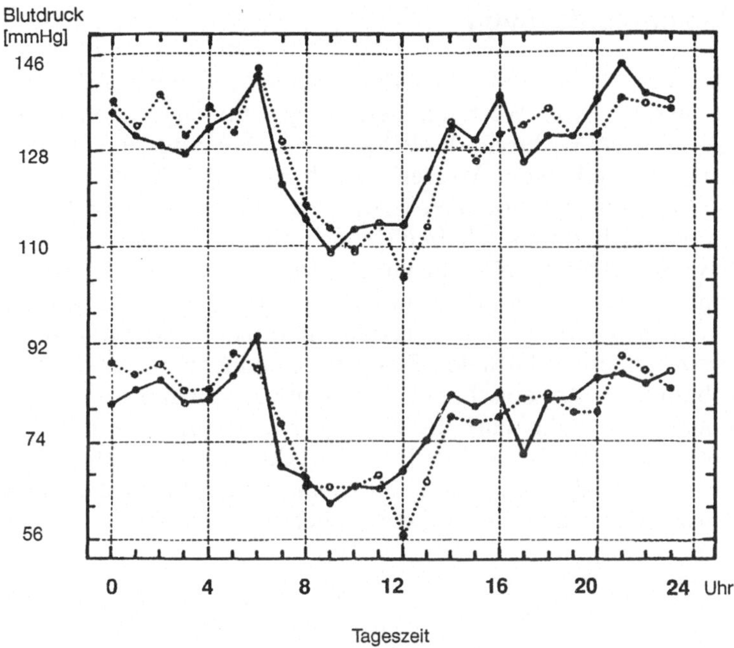

Abb. 16.2. Stündliche Mittelwerte des systolischen und diastolischen Blutdrucks von Schichtarbeitern am ersten (----) und am letzten Tag (——) einer Nachtschichtwoche (n = 15). (Bach Baumgart 1989)

spielen eine wohl eher untergeordnete Rolle. Inwieweit exogene Störeinflüsse durch Veränderungen des Blutdruckprofils – wie z. B. bei Schichtarbeit – Auswirkungen und Komplikationen einer arteriellen Hypertonie potenzieren können, bedarf weiterer Klärung. Der jeweilige Aktivitätsgrad bedarf in der Beurteilung des ABDM im Rahmen einer Hochdruckdiagnostik unter antihypertensiver Therapie einer entsprechenden Berücksichtigung.

Zusammenfassung

Das ABDM weist reproduzierbar ein typisches biphasisches Blutdruckverhalten mit den höchsten Werten in den Morgenstunden und einem zweiten Gipfel am Abend nach. Während des Schlafes wird ein deutlicher Blutdruckabfall gefunden mit niedrigsten Werten zwischen 2 und 4 Uhr morgens und raschem Blutdruckanstieg vor dem Erwachen. Bei essentieller Hypertonie bleibt der normale Rhythmus erhalten, jedoch mit Blutdruckwerten auf einem höheren Niveau. Fehlender nächtlicher Blutdruckabfall kann auf eine sekundäre Hypertonie hinweisen. Das rhythmische Blutdruckverhalten wird durch exogene und endogene Einflüsse gesteuert bzw. modifiziert. Aktivitätsgrad und Ruhepausen bewirken einen diurnalen Rhythmus; endogenen zirkadianen Rhythmen neurohumoraler Art einschließlich sympathischem und parasympathischem System kommt ebenfalls eine Bedeutung zu, sie spielen jedoch wohl eher eine untergeordnete Rolle. Der jeweilige Aktivitätsgrad erfordert Berücksichtigung bei der ABDM-Beurteilung im Rahmen der Hochdruckdiagnostik, antihypertensiven Therapie und wahrscheinlich prognostischen Aussage.

Literaturverzeichnis

Anlauf M (1983) Bedeutung und Behandlungsindikation der arteriellen Hypertonie. In: Zeitgemäße Hochdrucktherapie. Verlag für angew Wiss, München, S 11–18

Anlauf M, Baumgart P, Krönig B, Meyer-Sabellek W, Middeke M, Schrader J (1991) Statement zur „24-Stunden-Blutdruckmessung“ der Deutschen Liga zur Bekämpfung des hohen Blutdruckes. Z Kardiol 80 (Suppl 1): 53–55

Anlauf M, Hayduk K, Philipp T, Vaitl D (1986) Hypertonie. Terramed Communications: II–14

Applegate WB, Borhani N, de Quattro V (1991) Comparison of labetalol versus enalapril as monotherapy in elderly patients with hypertension: Results of 24-hour ambulatory blood pressure monitoring. Am J Med 90/2: S 198–205

Aumiller J (1989) Myokard; Hypertonie im biostatischen Zahlenspiegel. MMV Medizin-Verlag, S 3–14

Bachmann K, Wortmann A, Engels G (1989) Ambulantes invasives und nichtinvasives Blutdruckmonitoring. Herz 14/4: 232–237

Bachmann K, Wortmann A, Engels G (1989) Ambulantes invasives und nichtinvasives Blutdruckmonitoring. Herz 14/4: S 234–237

Bald M, Rascher W (1992) Erfahrungen mit der 24-Stunden-Blutdruckmessung bei gesunden und niereninsuffizienten Kindern und Jugendlichen. Autorenreferate zur 24-Stunden-Langzeitblutdruckmessung. Nieren- Hochdruckkrankh 21/I: 17–44

Balogun MO, Dunn FG (1991) Systolic and diastolic function following regression of left ventricular hypertrophy in hypertension. J Hypertens 9 (Suppl 2): S 51–56

Baumgart P (1989) 24-Stunden-Blutdruck bei primärer und sekundärer Hypertonie. Herz 14/4: 246–250

Baumgart P (1991) Ambulante Langzeitblutdruckmessung: Was ist normal? Z Kardiol 80 (Suppl 1): 29–32

Baumgart P (1992) Auswertepapier der ABDM: Mittelwerte versus Prozentwerte. Z Kardiol 81 (Suppl 2) VII: S 5–8

Baumgart P ( ) Praxis der ambulanten 24-Stunden-Blutdruckmessung, 8. MSD, Sharp & Bohme, München, S 18–20

Baumgart P, Reinbach R, Akbulut R et al. (1990) Sprechstundenblutdruck. Heimblutdruck, Ergometer-Blutdruck und 24-Stunden-Blutdruck. Dtsch Med Wochenschr 115: S 643–647

Baumgart P, Vetter H (1988) Pathogenese, Diagnostik und Therapie der Hypertonie. In: Hypertonie, Bedeutung, Klinik und Therapie, Zyma GmbH, München, S 35–46

Baumgart P, Walger P, Fuchs G, Dorst KG, Vetter H, Rahn KH (1989) Twenty-four-hour blood pressure is not dependent on endogenous circadian rhythm. J Hypertens 7: S 331–334

Berglund G (1988) Die großen Hypertoniestudien (dt. Übersetzung von Ewa Keil). Dieckmann, Arzneimittel GmbH [Veterans Administration Studies (VA); S 9–15; US Public Health Service Study, S 16–17; Die Oslo-Studie, S 18–20; Australian National Blood Pressure Study (ANBP), S 21–31; Hypertension Detection and Follow-up Programm (HDFP), S 32–42; Multiple Risk Factor Intervention Trial (MRFIT), S 43–48; European Working Party on High Blood Pressure in the Elderly (EWPHE), S 49–52; Medical Research Council Trial (MRC), S 53–66; International Prospective Primary Prevention Study in Hypertension (IOOOSH), S 67–78); Haeart Attack Primary Prevention in Hypertension (HAPPHY), S 79–88; Gotenburg Primary Prevention Trial (GPPT), S 89–103]

Borhani NO (1985) Wissenschaftliche Überlegungen zur medikamentösen Behandlung der leichten Hypertonie. In: Epidemiologie, Prävention und medikamentöse Behandlung der essentiellen Hypertonie, 1985, Universimed-Verlag, 73–80

Bracht C, Hoyningen-Huene K von, Überfuhr P, Reichart B, Höfling B (1992) Rückkehr des zirkadianen Blutdruck- und Herzfrequenzverhaltens bei Herztransplantierten. Z Kardiol 81 (Suppl 2) VII: S 5–12

Breithaupt H (1986) Behandlung der Hypertonie. Schattauer, Stuttgart, S 1–7 und 96–97

Breska Bv, Steudtner S, Schrader J, Andreas S, Gonska D, Kreuzer H (1992) 24-Stunden-Blutdruckmessung bei Schlafapnoe. Autorenreferate zur 24-Stunden-Langzeitblutdruckmessung. Nieren- Hochdruckkrankh 21/I: 17–44

Brunner HR, Waeber B, Nussberger J (1985) Clinical use fo non-invasive ambulatory blood pressure recording. J Hypertens 3 (Suppl 2): S 13–17

Casale PN, Devereux RB, Milner M et al. (1986) Value of echocardiographic measurement of left ventricular mass in predicting cardiovaskular morbid events in hypertensiv men. Am Intern Med 105: 173–178

Cesana G, De Vito G, Ferrario M et al. (1991) Ambulatory blood pressure normalcy: the PAMELA-Study. Hypertens 9 (Suppl 3): S 17–23

Chau NP, Mallion JM, Gaudemaris R de, Ruche E, Siche JP, Pelen O, Mathern G (1989) Twenty-four-hour ambulatory blood pressure in shift workers. Circulation 80: S 341–347

Clement DL (1990) Office versus ambulatory recordings of blood pressure (OvA): a European multicenter study. J Hypertens 8 (Suppl 6): 39–41

Clement DL, De Buyzere M, Duprez DD (1991) Ambulatory blood pressure and prognosis. summary of ongoing studies. J Hypertens 9 (Suppl 8): S 51–53

Coats AJS (1990) Reproducibility or variability of casual and ambulatory blood pressure data: implications for clinical trials. J Hypertens 8 (Suppl 6): 17–20

Conway J (1991) Ambulatory blood pressure and clinical trials. J Hypertens 9 (Suppl 3): S 57–60

Conway J, Coats A, J.S. (1991) Ambulatory blood pressure monitoring in the design of anthypertensive drug trials. J Hypertens 9 (Suppl 8): S 57–58

Conway J, Coats A, Radelli A (1990) Ambulatory blood pressure in relation to drug treatment and clinical trials. J Hypertens 8 (Suppl 6): S 83–85

Cox J, O'Malley K, Atkins N, O'Brien E (1991) A comparison of the twenty-four-hour blood pressure profil in normotensive an hypertensive subjects. J Hypertens 9 (Suppl 1): S 3–6.

Cox JP, O'Brien E, O'Malley K (1991) Ambulatory blood pressure measurement in the elderly. J Hypertens 9 (Suppl 3): S 73–77

Dahlhöf B, Lindholm L, Hansson L (1992) Schwedische Studie an alten Patienten mit Hypertonie (STOP – Hypertension). Morbidität und Mortalität. Lancet/dt. Ausg. 6/5: S 261

Davies AB, Gould BA, Cashmann PM, Raftery EB (1984) Circadian rhythm of lood pressure in patients dependent on vetricular and pacemaker. Br Heart J 52: S 93–98

Deutsche Liga zur Bekämpfung des hohen Blutdruckes e.V. (1991) Statement zur „24-Stunden-Blutdruckmessung". Hochdruck 11: 35

Devereux RB, Pickering TG, Harshfield GA et al. (1983) Left ventricular hypertrophy in patients with hypertension: importance of blood pressure response to regulary recurring stress. Circulation 68: S 470–476

Devereux RS, Pickering TG (1990) Relationship between ambulatory or exercise blood pressure and left ventricular structure: prognostic implications. J Hypertens 8 (Suppl 6): S 125–134

Devereux RV, Pickering TG (1991) Relationship between the level, pattern and variability of ambulatory blood pressure an target organ damage in hypertension. J Hypertens 9 (Suppl 8): S 34–38

Dickson D, Hasford J (1992) Biometrische Aspekte von Design und Auswertung der 24-Stunden-Blutdruckmessung in Therapiestudien. Autorenreferate zur 24-Stunden-Langzeitblutdruckmessung. Nieren- Hochdruckkrankh 21/I: 17–44

Dietze G, Rett K, Wicklmayr M (1988) Hyperinsulinämie-Hypertonie. MMW 130/1 und 2: S 1–2

Dietze G, Wicklmayr M, Rett K, Mehnert H (1992) Essentielle Hypertonie und Diabetes mellitus. Medwelt 43: S 234–247

Distler A (1991) Wann und wie weit soll der Blutdruck gesenkt werden? Internist 32: S 144–149

Drayer JIM, Weber MA, Nakamura DK (1985) Automated ambulatory blood pressure monitoring: A study in age-matches normotensive and hypertensive men. Am Heart J 109: S 1334–1338

Dupont AG, Niepen P van der, Six RO (1987) Placebo does not lower ambulatory blood pressure. Br J Clin Pharmacol 24: 106–109

Ferrannini E, Haffner SM, Mitchell BD, Stern MP (1991) Hyperinsulinaemia: the key feature of a cardivascular and metabolic syndrom. Diabetologia 34: S 416–422

Floras JS, Jonas JV, Hassen MO, Osikowska B, Sever PS, Sleight P (1981) Cuff and ambulatoriy blood pressure in subjects with essential hypertension. Lancet II: S 108–109

Franz I-W (1983) Grenzwerthypertonie und Belastungsblutdruck. In: Zeitgemäße Hochdrucktherapie. Verlag für angew Wiss, München, S 53–60

Franz I-W (1987) Belastungshypertonie: Ihre Bestimmung und Wertung. Herz 12/2: S 99–109

Franz I-W, Erb D, Tönnesmann U (1992) Gestörte 24-Stunden-Blutdruckrhythmik bei normotensiven und hypertensiven Asthmatikern. Z Kardiol 81 (Suppl 2) VII: S 13–16

Furlan R, Guzettin S, Crivallero W. et al. (1990) Continuos 24-Hour assessment of the neutral regulation of systemic arterial pressure and RR variabilities on ambulant subjects. Circulation 81: S 537–547

Ganten D, Pötschke-Langer M, Apfelbach J (1988) Epidemiologie, Prävention, Therapie. In: Hypertonie, Bedeutung, Klinik und Therapie. Zyma GmbH, München, S 11–22

Ganten D, Ritz E (1985) Lehrbuch der Hypertonie (Kap. 1.2: Epidemiologie der Hypertonie) Schattauer, Stuttgart

Gatzka CD, Schmieder RE, Neumayer H, Schobel HP, Vogt-Ladner G (1992) Blutdruckabfall im Schlaf und linksventrikuläre Hypertrophie bei nierentransplantierten Patienten. Autorenreferate zur 24-Stunden-Langzeitblutdruckmessung. Nieren- Hochdruckkrankh 21/I: 17–44

Geberth S, Zeier M, Mandelbaum A, Schmidt C, Ritz E (1992) Ambulante 24-Stunden-Blutdruckmessung bei Kindern und jugendlichen Erwachsenen mit Autosomal Dominanter Polyzystischer Nierendegeneration (ADPKD). Autorenreferate zur 24-Stunden-Langzeitblutdruckmessung. Nieren- Hochdruckkrankh 21/I: 17–44

Graettinger WF, Lipson JL, Cheung DG (1988) Validation of portable noninvasive blood pressure devices: Comparsions with intraarterial and sphygmomanometer measurements. Am Heart J 116: S 1155–1160

Großmann M (1992) Einfluß der antihypertensiven Therapie auf die 24-h-Blutdruckmessung im Alter. Autorenreferate zur 24-Stunden-Langzeitblutdruckmessung. Nieren- Hochdruckkrankh 21/I: 17–44

Guidelines (1983) for the treatment of mild hypertension: Memorandum from WHO/ISH meeting. World Health Org 61/1: S 53–56

Guidelines (1986) for the treatment of mild hypertension: Memorandum from a WHO/ISH Meeting. J Hypertens 4: S 383–386

Guidelines (1989) for the management of mild hypertension: Memorandum from a WHO/ISH meeting. World Health Org: S 493–498

Gutzwiller F (1985) Epidemiologie der essentiellen Hypertonie: Neueste Entwicklung und offene Fragen. In: Gutzwiller F (Hrsg) Epidemiologie, Prävention und medikamentöse Behandlung der essentiellen Hypertonie. pmi-Verlag, Frankfurt am Main, S 1–10

Gutzwiller F, Bühler FR (1978) Die Erfassung des unbekannten Hypertonikers. MMW 120/13: S 427

Gutzwiller F, Hoffmann A, Alexander J (1981) Epidemiologie des Blutdruckes in vier schweizer Städten. Schweiz Med Wochenschr III (Suppl 12): S 40

Gutzwiller F, Schucan C, Junod B (1982) Epidemiologische und sozioökonomische Aspekte der grenzwertigen Hypertonie. Schweiz Rundschau Med 71/7: S 254

Hany S, Baumgart P, Frielingsdorf J, Vetter H, Vetter W (1987) Circadian blood pressure variability in secondary and essential hypertension. J Hypertens 5 (Suppl 5): S 487–489

Harshfield GA, Pickering TG, James GD, Blank SG (1990) Variabilität und Reaktivität des Blutdruckes im Alltag. In: Meyer-Sebellek W, Gotzen R (Hrsg) Indirekte 24-Stunden-Blutdruckmessung, Steinkopff, Darmstadt, S 103–115

Hauff A, Schultze G (1981) Assessment of circadian rhythm of blood pressure and heart rate in ambulatory patients. Biotel Pat Monitor 8: S 106–112

Hauser M, Bühlmeyer K (1992) Blutdrucklangzeitmessung im Kindes- und Jugendalter: Ein Vergleich zwischen normotonen Probanden und Patienten mit sekundärer Hypertonie. Autorenreferate zur 24-Stunden-Langzeitblutdruckmessung. Nieren- Hochdruckkrankh 21/I: 17–44

Hense HW, Keil U (1989) Worksite-screenings for hypertension with follow-up.: Experiences from the Munich Blood Pressure Programm. Soz praeventivmed 34: 15–18

Heppler M (1991) ABDM – Ambulantes Blutdruck-Monitoring (24 Stunden) zur Abschätzung und Überprüfung des Therapieerfolges einer antihypertensiven Therapie. Perisokop 21/12: 7–8

Hoffmann W, Lindinger A, Reichert H, Kiefer J (1992) Erfahrungen mit der 24-Stunden-Langzeitblutdruckmessung im Kindesalter. Autorenreferate zur 24-Stunden-Langzeitblutdruckmessung. Nieren- Hochdruckkrankh 21/I: 17–44

Höfling B, Hoyningen-Huene Kv (1992) 24-Stunden-Blutdruckprofil: Reduzierbarkeit bei der ambulanten automatischen Messung. Autorenreferate zur 24-Stunden-Langzeitblutdruckmessung. Nieren- Hochdruckkrankh 21/I: 17–44

Hollenbeck M, Krutkuhn B, Bosma A, Morgera S, Grabensee B (1992) Nichtinvasive 24-Stundenblutdruckmessung bei Patienten mit renoparenchymatöser, renovaskulärer oder schwerer essentieller Hypertonie. Autorenreferate zur 24-Stunden-Langzeitblutdruckmessung. Nieren- Hochdruckkrankh 21/I: 17–44

Hollenstein U, Thammen AT, Burkhardt V, Feldhoff A, Blümchen G (1984) Automatische Blutdruck-Langzeitmessung im Klinikbetrieb. Herz 14/4: S 238–245

Hollmann W (1987) Belastungshypertonie: Historische, Physiologische und klinische Aspekte der Ergometrie. Herz 12/2: S 83–98

Hollmann W, Hettinger T (1990) Sportmedizin, Arbeits- und Trainingsgrundlagen, 3. Aofl. Schattauer, Stuttgart

Holzgreve H (1983) Hypertonie im Alter. Medizinische Therapie oder Behandlungsverzicht? In: Zeitgemäße Hochdrucktherapie. Verlag für angew Wiss, München, S 61–70

Hoyningen-Huene Kv, Bracht C, Wömer W, Höfling B (1992) Einfluß der 24-h-Blutdruckmessung auf Diagnosestellung und antihypertensive Therapiestrategien. Autorenreferate zur 24-Stunden-Langzeitblutdruckmessung. Nieren- Hochdruckkrankh 21/I: 17–44

Imai Y, Abe K, Miura Y et al. (1988) Hypertensive episodes and cirdadian fluctuations of blood pressure in patients with phaechromocytoma: studies by long-term blood pressure monitoring based on a volume-oscillometric method. J Hypertens 6: S 9–15

Imai Y, Abe K, Munakata M, Sakuma H et al. (1990) Does ambulatory blood pressure monitoring improve the diagnosis of secondary hypertension? J Hypertens 8 (Suppl 6): S 71–75

Imai Y, Abe K, Sasaki S et al. (1988) Altered circadian blood pressure rhythm in patients with cushing's syndrome. Hypertension 12: S 11–19

Jetté M, Landry F, Blümchen G (1987) Belastungshypertonie bei gesunden Normotensiven. Herz 12/2: 110–118

Jungmann E (1991) Diabetes mellitus and Hypertonie: Calciumantagonisten oder Konversionsenzymhemmer? Dtsch Med Wochenschr 116: S 859–862

Just H, Holubarsch C, Kasper W, Wollschläger H, Friedeburg M (1985) Rückbildung der Herzhypertrophie. Kriterien der Rückbildung aus der Sicht des Klinikers. Z Kardiol 74 (Suppl 7): S 127–134

Kannel WB (1970) Electrocardiographic leftventricular hypertrophy and risk of coronary heart disease. Am Intern Med 72: S 813

Kannel WB (1983) Prevalence and natural history of electrocardiographic leftventricular hypertrophy. Am J Med 75 (Suppl 3A): S 4

Kannel WB (1991) Left ventricular hypertrophy as a risk factor: the Framingham experience. J Hypertens 9 (Suppl 2): 3–10

Keil U (1992) Neue Aspekte zur Epidemiologie der Hypertonie in Deutschland. Ärzte Z/Forsch Prax 135: S 5–9

Keil U, Chambless L, Filipiak B, Härtel U (1991) Alcohol and blood pressure and its interaction with smoking and other behavioural variables: results from the MONICA Augsburg Survey 1984–1985). J Hyperten 9: S 419–498

Keil U, Chambless L, Remmers A (1989) Alcohol and blood pressure: Results from the Luebeck Blood Pressure Study. Prev Med 18: S 1–10

Keil U, Hense HW (1985) Ergebnisse der Münchner Blutdruck-Studie (MBS) und des Münchner Blutdruck-Programms. Allgemeinmed 14: S 7–11

Keil U, Hense HW, Stieber J (1985) Gemeinde-Programm zur Kontrolle des hohen Blutdruckes: Neue Perspektiven. In: Epidemiologie, Prävention und medikamentöse Behandlung der essentiellen Hypertonie, Universimed-Verlag, 81–96.

Keil U, Hense HW, Stieber J (1985) Screening for hypertension: Results of the Munich Blood Pressure Programm. Prev Med 14: S 519–531

Keil U, Remmers A, Chabless L, Hense HW, Stieber J, Lauck A (1986) Epidemiologie des Bluthochdruckes. MMW 128/23: S 424–429

Klein W (1992) Antihypertensive Therapie und Beeinflussung metabolischer Risikofaktoren (Glukose und Festtstoffwechsel). Z Kardiol 81/6: S 295–302

Klüglich M, Middeke M (1992) Zirkadiane Blutdruckrhythmik bei Patienten mit Hyperthyreose und primärem Hyperparathyreoidismus. Autorenreferate zur 24-Stunden-Langzeitblutdruckmessung. Nieren- Hochdruckkrankh 21/I: 17–44

Kochsieck K, Siegenthaler W (1991) Hypertonie. Internist 32: S 109

Koenig W, Sund M, Enrst E, Keil U, Rosenthal J, Hombach V (1991) Association beetween plasma viscosity an blood pressure. Results from the MONICA-Project Augsburg. Am J Hypertens 4: S 529–936

Kramer HJ (1991) Schwangerschafts-Hochdruck. Dtsch Ärztebl 88/36: 1942–1950

Kriegeskorte V (1991) Insulinresistenz und Hypertonie: Eine rätselhafte Verknüpfung. Squibb Heyden, München, S 1–7

Krönig B (1992) 24-Stunden-Blutdruckmessung. Programmed 17 (Suppl 1)

Landry F, Jetté M, Blümchen G (1987) Belastungshypertonie als Sonderform der systemischen arteriellen Hypertonie. Herz 12/2: S 75–82

Langewitz W, Bähr M, Rüddel H, Schächinger H (1989) 24-Std.-Blutdrucktagesprofile unter einer antihypertensiven Therapie mit einer Kombination as Verapamil und einem kaliumsparenden Diuretikum. Herz Kreislauf 21/6: 269–272

Lanitz FC, Gonska B-D, Schrader J (1992) Blutdruckvariabilität und transiente Myokardischämien bei Patienten mit essentieller Hypertonie. Z Kardiol 81 (Suppl 2) VII: S 37–40

Lehnert H, Schmitz H, Küstner E, Beyer J (1991) Hypertonie und Diabetes – neue Erkenntniss in Pathogenes und Therapie. MedWelt 42: S 938–944

Lies A, Nabe B, Fett I, Pankow W, Kohl FV, Lohmann FW (1992) Zirkadianes Blutdruckverhalten bei Patienten mit obstruktiver Schlafapnoe. Autorenreferate zur 24-Stunden-Langzeitblutdruckmessung. Nieren- Hochdruckkrankh 21/1: 17–44

Lüders S, Schrader J, Schoel G, Ruschitzka F, Scheler F (1992) Langzeitblutdruckmessung zur Beurteilung der First-dose-response von Captopril und Ramipril bei Patienten mit stimuliertem Reninsystem. Autorenreferate zur 24-Stunden-Langzeitblutdruckmessung. Nieren-Hochdruckkrankh 21/I: 17–44

Maching Th, Schöbel S, Engels G, Bachmann K (1992) Analyse von zirkadianen Blutdruckprofilen mit Hilfe der Fourieranalyse. Autorenreferate zur 24-Stunden-Langzeitblutdruckmessung. Nieren- Hochdruckkrankh 21/I: 17–44

Mancia G, Casadei R, Gropelli A (1991) 24-hour Blood pressure monitoring in hypertension. J Cardiovasc Pharmacol 17 (Suppl 1): S 1–3

Mancia G, Casadel R, Mutti E, Trazzi S, Parati G (1989) Ambulatory blood pressure monitoring in the evaluation of antihypertensive treatment. Am J Med 87 (Suppl 6 B): S 64–69

Mancia G, Grassi G, Pomidossi G et al. (1983) Effects of blood pressure measurement by the doctor on patients blood pressure and heart rate. Lancet II: S 695–698

Mancia G, Parati G, Pomidossi G, Grassi G, Casadei R, Zanchetti A (1987) Alertin reaction and rise in blood pressure during measurement by physician and nurse. Hypertension 9: S 209–215

Mann S, Miller-Craig MW, Rafter B (1985) Superiority of 24-hour-measurements of blood pressure over clinic values in determining prognosis in hypertension. Clin Esp Hypertens 17/2 and 3: S 179–181

Margulies M, Zin C, Margulies ND, Voto LS (1989) Noninvasive ambulatory blood pressure control in normotensive pregnant women. Am J Hypertens 2: S 924–926

Mayer J, Moser R, Weichler U, Ploch T, Peter JH, Wichert Pv (1992) Aufwachhypertonie bei Schlafapnoe. Pneumologie (im Drck)

Mayer J, Peter JH, Wichert Pv (1992) Schlafbezogene Atmungsstörungen und arterielle Hypertonie. Autorenreferate zur 24-Stunden-Langzeitblutdruckmessung. Nieren- Hochdruckkrankh 21/I: 17–44

Mayer J, Weichler U, Ploch T, Peter JH, Wichert Pv (1992) Nächtliches Blutdruckverhalten bei schlafbezogenen Atmungsstörungen und arterieller Hypertonie unter Medikation mit Cilazapril. Autorenreferate zur 24-Stunden-Langzeitblutdruckmessung. Nieren- Hochdruckkrankh 21/I: 17–44

Mayer J, Weichler U, Moser R, Penzel T, Ploch T, Peter JH, Wichert Pv (1991) Kontinuierlich arterieller Blutdruck, Schlafprofil und Atmung unter antihypertensiver Medikation mit Verapamil und einem kaliumsparenden Diuretiku m bei arterieller Hypertonie und schlafbezogener Atmungsstörung. Herz Kreislauf 23/8: 269–272

Mengden T, Kolb C, Huss R (1991) Hat die Blutdruckmessung ausgedient? Internist 32: S 111–118

Messerli FH, Schmieder RE (1990) Arterielle Hypertonie, linksventrikuläre Hypertrophie und plötzlicher Herztod. Dtsch Med Wochenschr 115: S 1683–1687

Meyer-Sabellek W, Schulte K-L, Distler A, Gotzen R (1990) Methodische Entwicklung und Probleme automatischer, indirekt messender Monitore zur ambulanten 24-Stunden-Blutdruckmessung. In: Meyer-Sabellek W, Gotzen R (Hrsg) Indirekte 24-Stunden-Blutdruckmessung. Steinkopff, Darmstadt, S 71–88

Meyer-Sabellek W, Schulte K-L, Distler A, Gotzen R (1991) Technische Möglichkeiten und Grenzen der ambulanten 24-h-Blutdruckmessung (ABDM). Z Kardiol 80 (Suppl 1): 1–7

Meyer-Sabellek WA (1991) Proposals for European Commission guidelines in the use of ambulatory blood pressure monitorin to evaluate antihypertensive drugs. J Hypertens 9 (Suppl 8): S 60–62

Middeke M (1992) Synchronizität von zirkadianer Blutdruckrhythmik und sympathoadrenerger Aktivität. Autorenreferate zur 24-Stunden-Langzeitblutdruckmessung. Nieren-Hochdruckkrankh 21/I: 17–44

Middeke M (1992) Synchronizität von zirkadianer Blutdruckrhythmik und sympathoadrenerger Aktivität. Z Kardiol 81 (Suppl 2) VII: S 55–58

Middeke M, Klüglich M, Eckhard A, Duelle R, Holzgreve H (1992) Initiale Blutdrucksenkung nach Einmalgabe der Kombination von Verapamil mit Trandopril: Untersuchungen mittels ABDM (Autorenreferate zur 24-Stunden-Langzeitblutdruckmessung). Nieren- Hochdruckkrankh 21/I: 17–44

Middeke M, Klüglich M, Holzgreve H (1991) Stellenwerte der ambulanten 24-h-Blutdruckmessung in der Diagnostik der milden Hypertonie. Z Kardiol 80 (Suppl 1): 17–20

Middeke M, Mika E, Schreiber MA, Beck B, Wächter B, Holzgreve H (1989) Ambulante indirekte Blutdrucklangzeitmessung bei primärer und sekundärer Hypertonie. Klin Wochenschr 67: S 713–716

Middeke M, Ruff S, Klüglich M, Duelli R, Holzgreve H (1992) Abnorme Blutdruckreaktion unter Orthostase und isometrischer Arbeit bei Patienten mit Praxishypertonie. Autorenreferate zur 24-Stunden-Langzeitblutdruckmessung. Nieren- Hochdruckkrankh 21/I: 17–44

Middeke M, Wächter B (1989) Blutdruckvariabilität über 24 Studen: zirkadian oder diurnal? MMW 131/27: S 520–522

Millar-Craig MW, Bishop CH, Raftery EB (1978) Circadian variation of blood pressure. Lancet I: S 795–797

Mörl H (1990) Arterielle Hypertonie. Start-Dokumentation. Höchst, Frankfurt am Main, S 23–28

Motz W, Strauer BE (1985) Was ist gesichert in der Therapie der hypertensiven Herzkrankheit? Internist 26: S 750–764

Nold G, Lemmer B, Becker H-J (1992) Wirkung von 2× täglich Nifedipin auf das zirkadiane Blutdruckprofil essentieller Hypertoniker. Autorenreferate zur 24-Stunden-Langzeitblutdruckmessung. Nieren- Hochdruckkrankh 21/I: 17–44

O'Brien E, Cox J, O'Malley K (1991) The role of twenty-four-hour ambulatory blood pressure measurement in clinical practice. J Hypertens 9 (Suppl 8): S 63–65

O'Brien E, Cox JP, O'Melley K (1989) Ambulatory blood pressure measurement in the evaluation of blood pressure lowering drugs. J Hypertens 7: S 243–247

O'Brien E, O'Malley K, Cos J, Stanton A (1991) Ambulatory blood pressure monitoring in the evaluation of drug efficacy: Am Heart J (Suppl) 121/3/P2: S 999–1006

Omboni S, Ravogli A, Parato G, Zanchetti A, Mancia G (1991) Prognostic value of ambulatory blood pressure monitoring. Hypertens 9 (Suppl 3): S 25–28

Öney T, Meyer-Sabbelek W, Weitzel H (1990) Blutdruckvariabilität während der Schwangerschaft. In: Meyer-Sabellek W, Gotzen R (Hrsg) Indirekte 24-Stunden-Blutdruckmessung. Steinkopff, Darmstadt, S 149–156

Öney T, Meyer-Sabellek W (1990) Variability of aterial blood pressure in normal and hypertensive pregnancy. J Hypertens 8 (Suppl 6): S 77–81

Palatini P, Mormino P, Marco Adi et al. (1985) Ambulatory blood pressure versus casual pressure for the evaluation of target organ damage in hypertension: complications of hypertension. J Hypertens 3 (Suppl 3): S 425–427

Palatini P, Penzo M, Guzzardi G, Anaclerio M, Pessina AC (1991) Ambulatory blood pressure monitoring in the assessment of hypertension treatment: 24-h-blood pressure control with lacidipine once a day. J Hypertens 9 (Suppl 3): S 61–66

Parati G, Pomidoss G, Albini F, Malaspina D, Mancia G (1987) Relationship of 24-hour blood pressure mean and variability to severity of target-organ damage in hypertension. J Hypertens 5: S 93–98

Parati G, Pomidossi G, Casadei R, Mancia G (1985) Lack of alerting reactions to intermittent cuff inflations during noninvasive blood pressure monitoring. Hypertension 7/4: S 597–601

Perloff D, Sokolow M (1991) Ambulatory blood pressure mortality an morbidity. J Hypertens 9 (Suppl 8): S 31:33

Perloff D, Sokolow M, Cowan R (1983) The prognostic value of ambulatory blood pressures. JAMA 249: 2792–2798

Perloff D, Sokolow M, Cowan RM, Juster RP (1989) Prognostic value of ambulatory blood pressure measurement: further analyses. J Hypertens 7 (Suppl 3): S 3–10

Pfeiffer EF (1991) Ist Insulin an allem schuld? MMW 133/25: S 399–401

Pickering TG (1980) Sleep, circadian rhythms, and cardivascular disease. Cardiovasc Rev Rep 1/2: S 37–47

Pickering TG (1984) The role of ambulatory monitoring in reducing the errors associated with blood pressure measurement. Herz 14/4: S 214–220

Pickering TG (1987) Pathophysiologie der Belastungshypertonie. Herz 12/2: S 119–124

Pickering TG (1990) Can ambulatory blood pressure monitoring improve the diagnostis of mild hypertension? J Hypertens 8 (Suppl 6): S 43–47

Pickering TG (1990) Die Beziehung zwischen zirkadianem Rhythmus und Blutdruckregulation, Überblick. MSD Sharp & Dohme, München, S 4–18

Pickering TG, Devereux B (1990) Prognose kardiovaskulärer Morbidität mit Hilfe der ambulanten Blutdruckaufzeichnung. In: Meyer-Sabellek W, Gotzen R (Hrsg) Indirekte 24-Stunden-Blutdruckmessung. Steinkopff, Darmstadt, S 213–220

Pickering TG, Devereux RB (1987) Ambulatory monitoring of blood pressure as a predictor of cardivascular risk. Am Heart J 114/4 P2: S 925–928

Pickering TG, Harshfield GA, Devereux RB, Laragh JH (1985) What is the role of ambulatory blood pressure monitoring in the management of hypertensiv patients? Hypertension 7: S 171–177

Pickering TG, Harshfield GA, Kleinert HD, Blank S, Laragh JH (1982) Blood pressure during normal daily activities, sleep and exercise. Comparison of values in normal and hypertensive subjects. JAMA 247: S 992–996

Pickering TG, James GD, Boddie C, Harshfield GA, Seymour Blank (1988) How common is white coat hypertension? JAMA 259/2: S 225–228

Pickering TG, James GD, Harshfiel GA, Blank S, Laragh JH (1988) How common ist white coat hypertension? JAMA 259: 225–228

Pickering TG, O'Brien G (1991) Second international consensus meeting on twenty-fou-hour ambulatory blood pressure measurement: consensus and conclusions. J Hypertens 9 (Suppl 8): S 2–6

Prager G, Prager R, Klein P, König S (1992) 24-Stunden-Blutdruckverhalten bei Senioren mit isoliertem systolischen Hypertonus, essentiellem Hypertonus und Normotonus. Z Kardiol 81 (Suppl 2) VII: S 63–66

Raftery EB (1990) Die direkte intraatrielle Methode zur Aufzeichnung des ambulanten Blutdruckes – gegenwärtiger Stand und zukünftige Anwendungen. In: Meyer-Sabellek W, Gotzen, R (Hrsg) Indirekte 24-Stunden-Blutdruckmessung. Steinkopff, Darmstadt, S 19–28

Raftery EB, Gould BA (1990) The effect of placebo an indirect an direct blood pressure measurements. J Hypertens 8 (Suppl 6): S 93–100

Rath W, Schrader J, Guhlke U, Buhr-Schinner H, Haupt A, Kramer A, Kuhn W (1990) 24-Stunden-Blutdruckmessungen im Verlauf der normalen Schwangerschaft und bei hypertensiven Schwangeren. Klin Wochenschr 68: S 768–773

Reeves RA, Shapiro AP, Thompson ME, Johnson AM (1986) Loss of nocturnal decline in blood pressure after cardiac transplantation. Circulation 73: 401–408

Reid JL, Rainbridge AD, MacFadyen RJ (1991) The contrivution of ambulatory blood pressure measurement to the evaluation of new antihypertensive drugs. J Hypertens 9 (Suppl 8): S 54–56

Rett K, Dietze G, Wicklmayr M, Mehnert H (1990) Neue Aspekte zur Behandlung der Hypertonie. MMW 132/14: S 223–225

Rett K, Wicklmayr M, Dietze G, Mehnert H (1991) Das verkannte Stoffwechselsyndrom essentielle Hypertonie. Med Klin 86/2: S 86–91

Rett K, Wicklmayr M, Dietze G, Mehnert H (1991) Ist die Hypertonie Folge oder Ursache des Diabetes? Akt Endokr Stoffw 12: S 3–18

Rett K, Wicklmayr M, Jacob S, Tymiec M, Dietze G, Mehnert H (1991) Diagnostische Anhaltspunkte zur Früherkennung des „metabolischen Syndroms". MMW 133/25: S 402–404

Richardson DW, Honour AJ, Fenton GW, Stoff FH, Pickering GW (1984) Variation in arterial pressure throughout the day and night. Clin Sci 26: S 445–460

Rion F, Waeber B, Graf HJ, Jaussi A, Porchet M, Brunner HR (1985) Blood pressure response to anthypertensive therapy: ambulatory versus office blood pressure readings. J Hypertens 3: 139–143

Ritz E, Bühler RF (1991) Insulin – Nebensache oder gar Ursache der Hypertonie? Dtsch Med Wochenschr 116: S 1930–1932

Rose G (1981) Strategy of prevention – lessons from cardiovascular disease. Br Med J 282: S 1847–1851

Rosskamm H, Reindell H (1989) Herzkrankheiten, 3. Aufl. Springer, Berlin Heidelberg New York Tokyo, S 1373–1386

Rowlands DB, Ireland MA, Glover DR (1981) The relationship between ambulatory blood pressure and echokardiographically assessed left ventricular hypertrophie. Clin Sci 61 (Suppl): S 101–103

Ruschitzka F, Rath W, Schrader J, Guhlke U, Züchner C, Kuhn W, Scheler F (1992) Ergebnisse von 24-Stunden-Blutdruckmessungen im Verlauf der normalen Schwangerschaft und bei hypertensiven Schwangeren. Autorenreferate zur 24-Stunden-Langzeitblutdruckmessung. Nieren- Hochdruckkrankh 21/I: 17–44

Savage DD, Garrison RJ, Castelli WP (1985) Echocardiographic data from Framingham and newer studies of echocardiography. AHA Council on Cardiovascular Epidemic Newsletter (Abstr 33)

Schächinger H, Schmieder RE (1991) Bedeutung der 24-Stunden-Blutdruckmessung zur Erkennung hypertoniebedingter Endorganschäden. Z Kardiol 80 (Suppl 1): 41–47

Schächinger H, Seidel C, Bung P, Tenes Reino S, Langewitz W, Rüddel H (1992) 24-Stunden-Langzeitblutdruckmessung bei genuiner Gestose und Pfropfgestose. Autorenreferate zur 24-Stunden-Langzeitblutdruckmessung. Nieren- Hochdruckkrankh 21/I: 17–44

Scherrer U, Waeber G, Nussberger J, Brunner HR: Nichtinvasive ambulante Blutdruckmessungen. In: Meyer-Sabellek W, Gotzen R (Hrsg) Indirekte 24-Stunden-Blutdruckmessung. Steinkopff, Darmstadt, S 37–44

Schleiffer R, Klooker P, Brass H (1992) 24-h-RR-Messung bei Typ-2-Diabetikern mit und ohne Nephropathie. Autorenreferate zur 24-Stunden-Langzeitblutdruckmessung. Nieren- Hochdruckkrankh 21/I: 17–44

Schmidt-matthiesen H (1979) Gynäkologie und Geburtshilfe. Schattauer, Stuttgart, S 205–215

Schoel G, Pfertner U, Schrader J, Warneke G, Scheler F (1992) Vergleich der 24-Stunden-Blutdruckmessung mit der Egometrie bei Patienten mit Hypertonie. Z Kardiol 81 (Suppl 2) VII: S 79–82

Schollmeyer P (1982) Arterielle Hypertonie. In: Roskamm H, Reindell H (Hrsg) Herzkrankheiten, Pathophysiologie, Diagnostik, Therapie, 2. Aufl. Springer, Berlin Heidelberg New York

Scholz M, Schoel G, Schrader J, Lüders S, Warneke G, Scheler F (1992) Antihypertensive Wirkung von Alpha- und Betablockern in der 24-Stunden-Langzeitblutdruckmessung. Autorenreferate zur 24-Stunden-Langzeitblutdruckmessung. Nieren- Hochdruckkrankh 21/I: 17–44

Schrader J (1989) Ambulante 24-Stunden-Langzeitblutdruckmessung. Niedersächs Ärztebl 7: 18–24

Schrader J (1992) ABDM in der Praxis des niedergelassenen Artzes. Perisokop 22/3

Schrader J (1992) Anwendung der 24-Stunden-Blutdruckmessung zur Therapiekontrolle. Autorenreferate zur 24-Stunden-Blutdruckmessung. Nieren- Hochdruckkrankh 21/I: 17–44

Schrader J, Person C, Pfertner U et al. (1989) Fehlender nächtlicher Blutdruckabfall in der 24-Stunden-Blutdruckmessung: Hinweis auf eine sekundäre Hypertonie. Klin Wochenschr 67: S 659–665

Schrader J, Scheler F (1990) Zirkadianes Blutdruckverhalten und therapeutische Konsequenzen. Internist 31/10: S 662–668

Schrader j, Schoel G (1990) Benefits of noninvasive ambulatory blood pressure monitoring during antihypertensive therapy. J Amb Monitor 3/3 and 4: S 203–214

Schrader J, Schoel G (1991) 24-Stunden-Blutdruckmessung. Hoechst AG, Frankfurt am Main, S 40–53 und S 56–83

Schrader J, Schoel G, Buer-Schinner H, Warneke G, Kandt M, Haupt A, Scheler F (1988) Ambulante kontinuierliche 24-h-Blutdruckregistierung in der Diagnostik und Therapie der arteriellen Hypertonie und die Beeinflussung durch die Antihypertensiva Enalapril, Metoprolol, Mepindolon und Nitrendipin. Klin Wochenschr 66: S 928–939

Schrader J, Schoel G, Buhr-Schinner H, Kandt M, Warneke G, Armstrong VW, Scheler F (1990) Comparison of the antihypertensive efficiency of nitrendipin, metroprolol, mepindolol and enalapril using ambulytory 24-hour blood pressure monitoring. Am J Cardiol 66: S 967–972

Schrader J, Schoel G, Kandt M, Warneke F, Ruschitzka F, Rath W, Scheler F (1991) Bedeutung der 24-Stunden-Blutdruckmessung bei sekundärer Hypertonie. Z Kardiol 80 (Suppl 1): 21–27

Schrader J, Schoel G, Lüders S, Ruschitzka F, Warneke G, Scheler F (1992) Diagnostische Bedeutung des fehlenden nächtlichen Blutdruckes in der 24-Stunden-Langzeitblutdruckmessung. Autorenreferate zur 24-Stunden-Langzeitblutdruckmessung. Nieren- Hochdruckkrankh 21/I: 17–44

Schrader J, Schoel G, Scheler F (1990) Bedeutung der 24-Stunden-Blutdruckmessung in der Diagnostik und Therapie der arteriellen Hypertonie. Klin Wochenschr 68: 1119–1126

Schrader J, Schuster S, Schoel G et al. (1989) 24-h-Blutdruckverhalten bei Patienten mit unbehandelter und behandelter Hypertonie im Vergleich zu normotonen Patienten. Z Kardiol 78: S 804–810

Schulte K-L, Meyer-Sabellek W, Liderwald K, Loh P, Gemmeren D v, Gotzen R (1992) Stellenwerte der 24-Stunden-Langzeitblutdruckmessung bei Patienten mit arterieller Hypertonie, Linksherhypertrophie und erhöhtem kardialen Risiko. Autorenreferate zur 24-Stunden-Langzeitblutdruckmessung. Nieren- Hochdruckkrankh 21/I: 17–44

Schulte K-L, Meyer-Sabellek W, Liederwald K, Eisenhut S, Distler A, Gotzen R (1991) Erkennung des kardialen Risikos bei Hypertonikern mit Linksherzhypertrophie. Z Kardiol 80 (Suppl 1): 37–40

Schulte K-L, Meyer-Sabellek W, Liederwald K, Loh P Gemmeren D van, Distler A, Gotzen R (1992) Stellenwert der 24-Stunden-Blutdruckmessung bei Patienten mit arterieller Hypertonie, Linksherzhypertrophie und erhöhtem kardialen Risiko. Z Kardiol 81 (Suppl 2) VII: S 87–90

Schulte KL, Meyer-Sabellek W (1990) Avaluation of pharmacotherapy by indirect ambulatory blood pressure monitoring in short- and long-term studies: review of the literature. J Hypertens 8 (Suppl 6): S 101–104

Schulte KL: Blutdruckmessung rund um die Uhr. Herz Gefäße (Suppl I): 5–8

Scientific Committee (1990) Consensus document on non-invasive ambulatory blood pressure monitorin. J Hypertens 8 (Suppl 6): S 135–140

Sehested J, Meyer-Sabellek W, Hetzer R (1990) Inverses zirkadianes Blutdruckprofil bei herztransplantierten Patienten? In: Meyer-Sabellek W, Gotzen R (Hrsg) Indirekte 24-Stunden-Blutdruckmessung. Steinkopff, Darmstadt, S 143–148

Siegenthaler W, Kaufmann W, Hornbostel H, Waller HD (1987) Lehrbuch der inneren Medizin. Thieme, Stuttgart, S 118–131 und S 315–335

Siegenthaler W, Veragut U, Werning C (1973) Blutdruck. Klinische Pathophysiologie, 2. Aufl. Thieme, Stuttgart, S 572–592

Sokolow M, Werdegard D, Kain HK, Hinman AT (1966) Relationship between level of blood pressure measured casually an by portable recorders and severity of complications in essential hypertension. Circulation 34: S 279–298

Staessen J, Celis H, De Cort P, Fagard R, Thijs L, Amery A (1991) An inventory of studies on ambulatory blood pressure in large groups of subjects. J Hypertens 9 (Suppl 8): S 48–50

Staessen J, Fagard R, Lijnen P, Thijs L, Hoff R van, Ameray A (1990) Reference values for ambulatory blood pressure: a meta-analysis. J Hypertens 8 (Suppl 6): S 57–64

Staessen J, Fagard R, Lijnen P, Thijs L, Hoff R van, Amery A (1991) Ambulatory blood pressure monitoring in clinical trials. J Hypertens 9 (Suppl 1): S 13–19

Staschen C-M, Spieker C, Zidek W, Vetter H (1987) Computergestütze Auswerrung von 24-Stunden-Blutdruckprofilen bei essentiellen und sekundären Hypertonikern. Schweiz Med Wochenschr 117: S 1946–1948

Stieber J, Döring A, Keil U (1982) Häufigkeit, Bekanntheits- und Behandlungsgrad der Hypertonie in einer Großstadtbevölkerung. MMW 124/35: S 747–752

Strauer BE (1991) Development of cardiac failure by coronary small vessel disease in hypertensive heart disease? J Hypertens 9 (Suppl 2): S 11–22

Streitberg W, Meyer-Sabellek W (1990) Smoothing twenty four-hour ambulatory blood pressure profiles: a comparison of alternative methods. J Hypertens 8 (Suppl 6): 21–27

Sundberg S, Kohvakka A, Gordin A (1988) Rapid reversal of circadian blood pressure rhythm in shift workers. J Hypertens 6: S 393–396

Trenkwalder P, Plaschke M, Eisenlohr H, Steffes I, Lydtin H (1992) Therapiestudien beim älteren Hypertoniker – Randomisierung und Kontrolle des Therapieerfolges mittels Gelegenheitsblutdruckmessung oder 24-Stunden-Blutdruckmessung? Autorenreferate zur 24-Stunden-Langzeitblutdruckmessung. Nieren- Hochdruckkrankh 21/I: 17–44

Veermann DP, Montfrans GA van, Wiebling W (1990) Effects of cuff inflation on self-recordes blood pressur. Lancet 335: S 451–453

Verdecchia P, Gatteschi C, Benemio G, Blodrini F, Guerrieri m, Porcellati C (1988) Duration of the antihypertensive action of atenolol, enalapril and placebo: Int J Clin Pharmacol Ther Toxicol 26/11: S 570–574

Verdecchia P, Schillaci G, Boldrine F, Guerrieir M, Gatteschi C, Benemio G, Porcellati C (1990) Risk stratification of left ventricular hypertrophy in systemic hypertension using noninvasive ambulatory blood pressure monitoring. Am J Cardiol 66: S 583–590

Vetter W, Hany S, Edmonds D, Walter P, Vetter H (1990) Diagnostische und therapeutische Aspekte der 24-Stunden-Blutdruckmessung. In: Meyer-Sabellek W, Gotzen R (Hrsg) Indirekte 24-Stunden-Blutdruckmessung. Steinkopff, Darmstadt, S 135–142

Waeber B, Niederberg M, Nüssberger J, Brunner RHR (1991) Ambulatory blood pressure monitoring in children, adolescents and elderly people. J Hypertens 9 (Suppl 8): S 72–74

Waeber B, Petrillo A, Nussberg J et al. (1987) A prospective study of ambulatory flood pressure recording. Lancet II: S 732–734

Waeber B, Rutschmann B, Nüssberger J, Brunnen HR (1991) Evaluation of antihypertensive therapy; descrepancies between office and ambulatory recordes blood pressure. J Hypertens 9 (Suppl 3): S 52–56

Waeber G, Nussberger J, Brunner HR (1985) Shortcomings of office blood pressures in assessing antihypertensive therapy. Clin Exp Theory Pract A7/2 and 3: S 291–298

Weber MA (1988) Automated blood pressure monitoring for the assessment of antihypertensive treatment. Am J Cardiol 62: S 97 G–102 G

Weber MA, Drayer IM, Nakamura DK, Wyle FA (1984) The circadian blood pressure pattern in ambulatory normal subjects AM J Cardiol 54: S 115–119

Weber MA, Drayer JIM (1986) Role of blood pressure monitoring in the diagnosis of hypertension. J Hypertens 4 (Suppl 5): S 325–327

Weber MA, Drayer JIM (1990) Blutdruck bei Normalpersonen. In: Meyer-Sabellek W, Gotzen R (Hrsg) Indirekte 24-Stunden-Blutdruckmessung. Steinkopff, Darmstadt, S 125–134

Wehling M, Christ M, Lössl M, Frei A, Theisen K (1992) ST-Strecken-Senkungen und spontane Blutdruckänderungen während 24-h-Aufzeichnung korrelieren bei Patienten mit hypertensiver Herzerkrankung. Autorenreferate zur 24-Stunden-Langzeitblutdruckmessung. Nieren- Hochdruckkrankh 21/I: 17–44

Weisser B, Mengden T, Vetter W (1990) Ambulatory twenty-four-hour blood pressure measurement in pharmacological studies. J Hypertens 8 (Suppl 6): S 87–92

Wenting GJ, Meiracker AH, Simoons ML et al. (1987) Cicadian variation of heart rate but not of blood pressure after cardiac transplantation. Transplant Proc 19: 2544–2555

Whelton A (1991) Application of ambulatory blood pressure monitoring to clinical therapeutic decisions in hypertension. J Hypertens 9 (Suppl 1): S 21–25

Whelton A, Miller W, Dunne B, Hait HI, Tresznewsyki ON (1990) Once-daily lisinopril compared with twice-daily captopril in the treatment of mild to moderate hypertension: assessment of office and ambulatory blood pressures. J Clin Pharm 30/12: S 1074–1080

White W (1990) Predicting hypertensive heart disease via non-invasive methodology: relationship-between ambulantory blood pressure and cardiac indices derived by echokardiography and radionuclide ventriculography. J Hypertens 8 (Suppl 6): S 113–118

White WB (1991) Ambulatory blood pressure and target organ involvement in hypertensiorn. Clin Invest Med 14/3: 224–230

White WB (1991) Analysis of ambulatory blood pressure data in antihypertensive drug trials. J Hypertens 9 (Suppl 1): S 27–32

White WB (1991) Blood pressure load and target organ effect in patient with essential hypertension. J Hypertens 9 (Suppl 8): S 39–41

White WB, Dey HM, Schulmann P (1989) Assessment of the daily blood pressur load as a determinant of cardiac function in patients with mild-tomoderate hypertension. Am heart J 118: 782–795

White WB, Lund-Johansen P, Omvik P (1990) Assessment of four ambulatory blood pressure monitors and measurements by clinicians versus intraarterial blood pressure at rest and during exercise. Am J Cardiol 65: S 60–66

White WB, Schulman P, Mc Cabe EJ, Dey HM (1989) Average daily blood pressure, not office blood pressure, determines cardiac function in patients with hypertension. JAMA 261: S 873–877

Wickstrand J, Warnold I, Olsson G, Tuomilehto J, Elmfeldt D, Berglund G (1988) Primary prevention with metroprolol in patients with hypertension. Mortality results from the MAPHY-Study. JAMA 259/13: S 1976–1982

Wiland SK, Keil U, Spelsberg A, Hense HW, Härtel U, Gefeller O, Dieckmann W (1991) Diagnosis and management of hypertension by physicians in the Federal Republik of Germany. J Hypertens 9: S 131–134

Willich SN (1991) Zirkadiane Rhythmik beachten. In: Bericht über Internationales Symposium über Carvedild, Berlin 14.–17.3. Boehringer, Mannheim

Willich SN, Arntz R, Schröder R (1992) Auslöser und Mechanismen der akuten koronaren HerzkrankheitAutorenreferate zur 24-Stunden-Langzeitblutdruckmessung. Nieren- Hochdruckkrankh 21/I: 17–44

Witte K, Lemmer B, Hopf R (1992) Beeinflussung des zirkadianen Blutdruckprofils essentieller Hypertoniker durch morgendliche versus abendliche Gabe von Enalapril. Autorenreferate zur 24-Stunden-Langzeitblutdruckmessung. Nieren- Hochdruckkrankh 21/I: 17–44

WOHO MONICA Project: Risk Factors. Intern J Epidemiol 18/3 (Suppl 1): S 46–55

Wolff HP, Weihrauch TR (1988) Internistische Therapie. Urban & Schwarzenberg, München, S 592–620

Young JB (1991) Clinical heart failure trials and the design rationale of Studies of Left Ventricular Dysfunction (SOLVD). J Hypertens 9 (Suppl 2): S 57–62

Zachariah PK, Krier JD (1991) Clinical uses of ambulatory blood pressure monitoring. J Hypertens 9 (Suppl 1): S 7–12

Zito M, Abate G, Cervona C, Squassante L, Calabrese G (1991) Effects of antihypertensive therapy with lacidipine on ambulatory blood pressure in the elderly. J Hypertens 9 (Suppl 3): S 79–83

Zurmann J (1989) Technische und methodische Aspekte der tragbaren Blutdruck-Langzeit-Meßsysteme. Herz 14/4: S 205–213

Sachverzeichnis